懂女人的中医师，
不轻言的保养妙方，
帮您解决护肤难题，矫正形体，
唤醒女性光彩，收获健康！
身体好，好气色自然来！

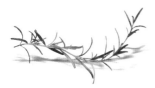

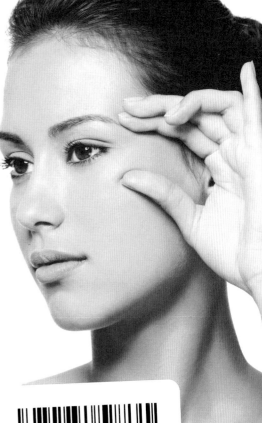

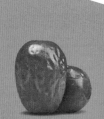

女中医的保养秘方：
这样做，美到老

熊瑛 主编

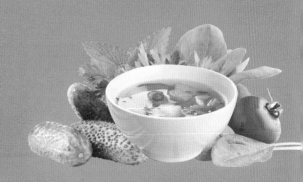

黑龙江科学技术出版社
HEILONGJIANG SCIENCE AND TECHNOLOGY PRESS

图书在版编目（CIP）数据

女中医的保养秘方：这样做，美到老 / 熊瑛主编

. -- 哈尔滨：黑龙江科学技术出版社，2018.1

ISBN 978-7-5388-9205-5

Ⅰ.①女… Ⅱ.①熊… Ⅲ.①女性 - 养生（中医）

Ⅳ.① R212

中国版本图书馆 CIP 数据核字 (2017) 第 088959 号

女中医的保养秘方：这样做，美到老

NVZHONGYI DE BAOYANG MIFANG : ZHEYANG ZUO , MEI DAO LAO

作　者	熊　瑛
责任编辑	曹健滨
策划编辑	深圳市金版文化发展股份有限公司
封面设计	深圳市金版文化发展股份有限公司
出　版	黑龙江科学技术出版社
	地址：哈尔滨市南岗区公安街 70-2 号　邮编：150007
	电话：（0451）53642106　传真：（0451）53642143
	网址：www.lkcbs.cn
发　行	全国新华书店
印　刷	深圳市雅佳图印刷有限公司
开　本	720 mm × 1020 mm　1/16
印　张	10.5
字　数	150 千字
版　次	2018 年 1 月第 1 版
印　次	2018 年 1 月第 1 次印刷
书　号	ISBN 978-7-5388-9205-5
定　价	35.00 元

【目录】CONTENTS

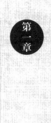

第二章

做保养，按照五行分
类法调养女性身体

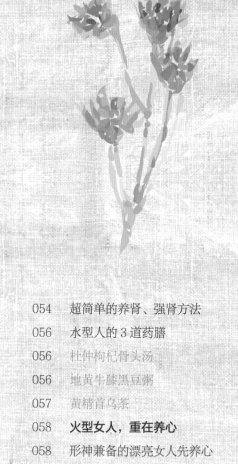

第三章 女人最关切的妇科问题，中医教你这样解决

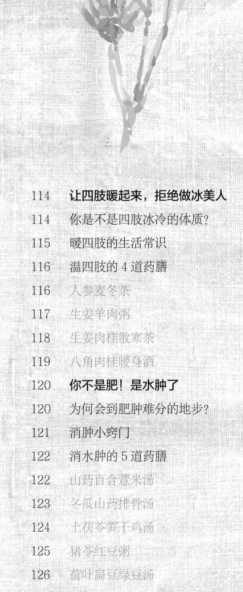

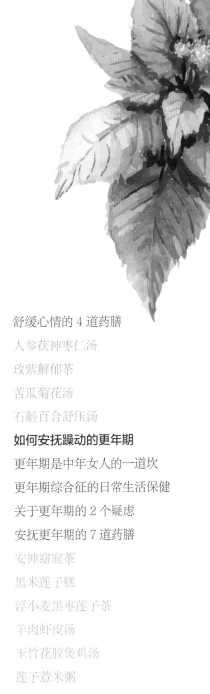

第五章 针对都市熟女的烦恼，中医有秘诀

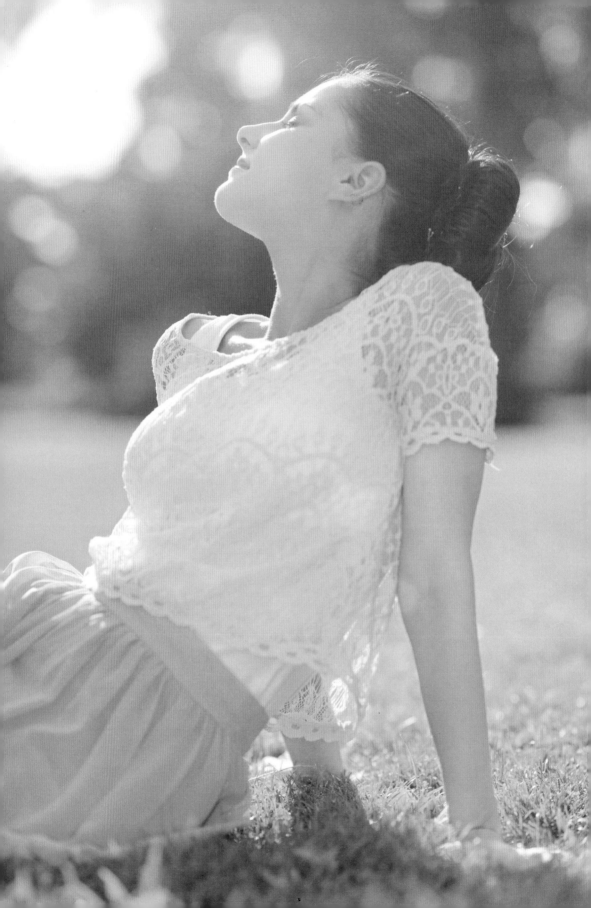

关于女性保养的中医知识

看看与女人保养息息相关的"八大毒害"

NO.1 火热毒

火热毒在夏天最为常见，进入人体后会伤害身体中阴凉保湿的体液，产生身热、烦躁、发红、出血、大小便不顺畅、肿痛、瘙痒等上火症状。

NO.2 湿毒

湿毒在梅雨季节或8月暑季最为常见，入侵人体后身体会产生沉重、黏腻的感觉，下体出现不正常的分泌物，比如有白带异常、水肿、虚胖等问题。

NO.3 寒毒

寒毒在冬天最为常见，进入人体后会产生疼痛、寒冷、活动力降低等功能下降的症状，发生在女性身上常见的问题有头痛、月经不调、痛经等。

NO.4 情绪毒

思虑过度、爱钻牛角尖，当面临生活或工作上的强大压力时则无法正常纾解，日积月累会形成情绪毒，造成身心失调，出现忧郁症、焦虑症等。

NO.5 干燥毒

干燥毒在秋天较为常见，进入人体后会损耗体内阴凉保湿的体液，产生各种干燥问题，常见的有肌肤干燥脱屑、大便干硬等。

NO.6 暑热毒

暑热毒在7～8月最为常见，进入人体后容易消耗体内清凉的津液，产生中暑病症，常见问题还有成人痘痘、失眠、皮肤出油多、流汗多等。

NO.7 瘀血毒

瘀血毒常因遗传、外伤、出血或缺乏运动等造成，容易引起痛经、身体瘀青、肿痛、肿瘤，发生在女性身上的病症有子宫肌瘤、乳房瘤等。

NO.8 饮食毒

时常大鱼大肉，蔬菜水果又摄取不足，容易饮食毒上身，引起消化不良、肥胖；如果只吃寒冷蔬果而不摄取温补肉品，则会出现月经不调、不孕等寒证。

女性养护的七字箴言

NO.1 消

中医用山楂、神曲等中药材，可以消食消积，治疗妇科病、肠胃病等，也可以减肥。西医可以通过消炎、抗病毒，治疗女性乳腺肿块、子宫肌瘤等妇科病。

NO.2 化

女性属阴而多湿，湿重则带多。中医祛湿很简单，就一个"化"字，通过口服或外用黄芩、黄连、黄柏之类的化湿药，来解决带下量多的问题。

NO.3 导

中药提取物，结合仪器，通过物理治疗方法，将药性作用在病灶部位，可起到更好的效果。用西医的先进技术，也可将中药的药性直达病灶，起到中西医结合治疗效果。

NO.4 通

很多女性经常便秘，脸上也爱长痘痘。这是肠窍闭塞而引起的病症，中医用皂荚通肠窍，又用芝麻仁、火麻仁、郁李仁润肠通便。

NO.5 补

说到进补，那些昂贵的蛋白粉和营养品，不一定就比单味的中药效果好，不一定比单味的中药补得对症。气虚、少气懒言的女性可用黄芪补气；血虚、月经量少的人可以专用当归补血调经。

NO.6 固

固，就是固肾精和冲任二脉。肾精虚、冲任不固的女性，会出现性冷淡、不孕等症状。中药中的紫河车、菟丝子、枸杞等在补益肾精的同时，还可以为人体筑起一道牢固的冲任二脉防线。

NO.7 和

和，是指女性无论在什么时候都要调整自己的情绪，女性会因怒伤肝，肝气郁结在乳房，而生乳房肿块，时间久了，有的还会恶变。孕期和哺乳期的妇女更不宜动怒，孕期情志不畅可能导致流产，哺乳期的妇女因为体虚、动怒还可能出现产后抑郁、恶露不止等病症。

第一章

会养生的女人懂得调气血，养护子宫、卵巢

中医学认为，气血是保证人体健康和活力的基本『物质』，女性的健康和美丽都与气血息息相关；子宫、卵巢是另一个保证美丽的关键，子宫、卵巢功能正常，女人才会身材好、有味道、有气质。

女性常常出现的十大健康问题

1 无论寒暑，经常手脚冰冷

阳气有温暖身体的作用，长期接触冷气或进食生冷食物，受寒气侵扰会造成阳虚，而且寒性凝滞，会阻碍人体气血的运行和阳气的分布，此二者皆能造成怕冷、手脚冰冷的情况。阳气受损，人也容易衰老，所以女人必须减少接触冷气及进食冰冻或性寒的食物，而应该多照射阳光，以固护阳气。

手脚冰冷还可能是因为本身属气滞体质或气血弱，体内气血运行不通畅，未能传达到四肢末梢所致。因为血气向下而行，手脚是远离心脏、血气供养最弱的地方，因此会出现手脚冰冷的情况。

2 面部水肿，晚睡更甚

面部水肿其实就是体内水分过多无法顺利代谢，跟血液循环以及肺、脾、肾都有关系。脾胃差或肺气弱都会导致水肿，肾虚则是先天体质不好。熬夜、生活不规律会加重水肿。

另外，气行则水行，即是指气能推动水液运行，气足亦有助保持正常的水液代谢功能。如果休息不足，面部水肿情况更为明显。面部水肿提示你的身体已响起气虚水湿停滞的警报。此时忌再伤气，一定要注重休息，少吃生冷寒凉之物，多做运动，洗面及涂护肤品时更要配合面部按摩，帮助血液运行，减轻水肿。

3 皮肤干燥，再多护肤品似乎都没用

肺主皮毛，而脾为肺之母。我们饮食后，食物经脾的运化成为精微物质，上传于肺，再输注全身皮毛孔窍使得皮肤润泽。若肺弱的话，皮肤就会格外干燥。

皮肤干燥还可能是体质偏阴虚。滋润皮肤的物质不足，便会出现皮肤干燥，甚至脱皮。另外护肤品中含有很多化学成分，会对肌肤造成不利影响。皮肤干燥的女性可先从食疗方面改善体质，养肺益阴。再通过改善睡眠，使身体能在晚间养阴养血。

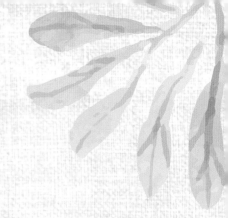

4 总有越睡越疲劳的感觉

越睡越累是气虚的表现，不但感觉疲倦，还可表现出脏腑功能低下、抗病能力下降等衰弱现象，多由劳累过度、缺乏运动、过食生冷所致。要扭转这种状况，不要以为多睡就可以，反而要多做有氧运动，减少劳碌，保证适量的休息。再适当服用补气中药材，如人参、党参、黄芪等。

中医还有"久卧伤气"一说，即人不应过度休息，须与天时相应，早上阳气生发时醒来做适当的运动，夜晚阳气潜入时入眠，这样做才可缓解疲劳，让精神、体力得到最大程度的恢复。

5 总觉得委屈受气，郁郁寡欢

中医认为肝主疏泄，具有调畅情志及气机的功能，若长期工作压力大，易致肝气郁结，过久处于此状态中，皮肤会受到很大影响，暗疮印会特别难消退，而且易产生色斑。

其实，生活中总会有不如意的事，重要的是我们要学会去面对和处理问题。肝郁的人较为执着，容易出现情绪低落的情况。应积极找出问题的根源，想办法化解。与朋友、同事建立互信的关系，发掘生活中的正能量。

6 不算胖，但下身明显偏肥

体质属痰湿或脾虚的人容易腹泻、胃口不佳，或者因为体内水液运化失常，导致水液滞留体内而出现下半身肥胖的情况。

还有一方面的原因就是进食的量比较多，自然容易肥；或者少动，即使活动也较静态，变成梨型身材。这类人要戒冷饮和少吃甜食，也要多走动，才可以促进循环，延缓衰老。

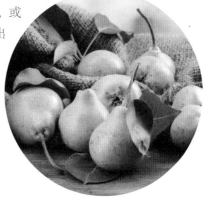

7 再多休息也抹不走黑眼圈

中医强调"五脏六腑之精气，皆上注于目"。若经常受黑眼圈问题的困扰，表明你可能有休息不足、用眼过度、变应性鼻炎或者肾虚衰老的问题。

想踢走烦人的熊猫眼，一定要保证充足的休息，避免用眼过度，可多望远景，或搓暖指腹、掌根，轻轻按摩眼周以改善血液循环。如伴有精神不振、畏寒怕冷、腰膝酸软、脱发白发等问题，更要注重补肾，饮用枸杞茶、进食黑豆粥等都有益于补肾。

8 明显减少食量了，体重还是不降

这类人多因反复减肥而导致新陈代谢减慢，特别容易衰老。站在中医的角度来看，这属于虚性肥胖。李东垣《脾胃论》有云："脾胃俱虚……少食易肥。"脾虚的人体内有湿，体内代谢的能力变差，宜多做运动提补脾气，循序渐进地推进减肥计划，将低落的新陈代谢能力提升起来。

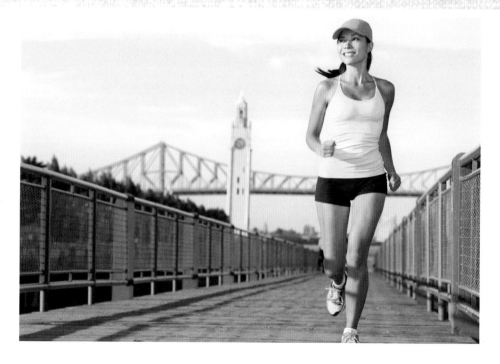

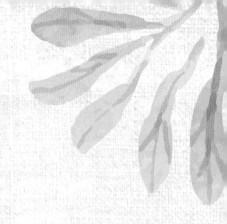

9 睡醒时感觉晕晕的，浑身酸痛

　　这类人多有虚证，尤其是以气血亏虚较为普遍，皮肤也比较暗哑，亦有皱纹，特别显老。"久卧伤气，逸则气滞。"正常睡醒不会感到晕眩和浑身酸痛，排除感冒或痰湿等致病因素，就是睡的时间太长，导致气滞难行，清阳不升，清窍失养而感到晕眩，周身气血运行不畅，便感到浑身酸痛。

10 月经不准时，还常常痛

　　激素水平的变化会影响身体各方面的功能，例如出现痛经、经血中有血块，经血排不净。出现经前期综合征，严重者会出现卵巢囊肿及子宫肌瘤等妇科疾病。痛经还可能是子宫虚寒，要舒缓痛经，月经期间可以用暖水袋敷肚脐下的位置，平时可做半小时的伸展运动，加强血液循环，增强体质。月经期间不宜做过量的运动，要定时作息。

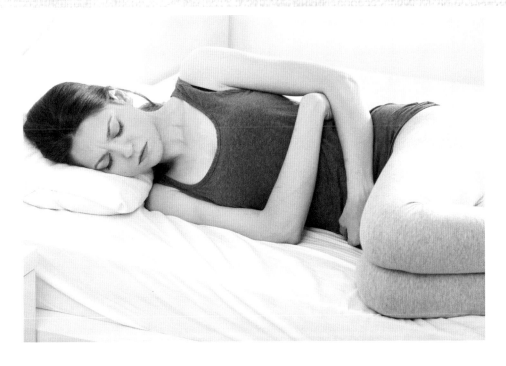

气血养护好，容颜靓丽不易老

学会自查气血盈亏状态

女人的健康和美丽要靠气血来滋养，气血不足，则身体发肤都会因缺少动力和养分而呈现早衰的现象。下面的自我检测项目可以帮你很好地了解身体内的气血状况。

气血状况自测表

	【足】	【不足】
眼	眼睛清澈明亮、神采奕奕；眼睛随时都能睁得大大的，说明气血充足	眼白的颜色浑浊、发黄，表明肝脏的气血不足；眼袋很大则说明脾虚；眼睛干涩、眼皮沉重，则是气血不足；双目呆滞，晦暗无光，是气血衰竭的表现
耳	耳朵厚大，呈淡淡的粉红色，有光泽、无斑点、无皱纹、饱满则代表气血充足	暗淡、无光泽代表气血已经下降；耳朵薄而小，多为肾气亏虚；萎缩、枯燥、有斑点、皱纹多，代表肾脏功能开始衰退
头发	头发乌黑、浓密、柔顺代表气血充足	头发干枯、掉发、发黄、发白、开叉都是气血不足；头发变白伴有睡眠不足、腰膝无力、耳鸣，是肾气不足的信号
手	手的温度是人体气血的直接表现。如果手一年四季都是温暖的，代表人气血充足；手掌厚而有力，富有弹性，手指指腹饱满，肉多有弹性，一般为气血充沛、体质强壮	手心偏热、出汗或者手冰冷，手掌厚而无力，弹性差，手指指腹扁平、薄弱或指尖细细的，都代表气血不足

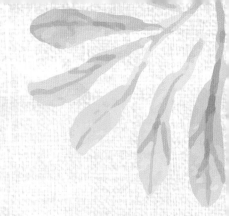

续表

	【足】	【不足】
皮肤	白里透着粉红，有光泽、弹性好，无皱纹、无色斑，代表肺气充足	粗糙，没光泽、发暗、发黄、发白、发青、发红、长斑都代表身体状况不佳、气血不足
指甲	指甲粉红、光滑、无斑点为气血充足之表现。指甲的半月痕是除了小指外都应有。拇指上，半月痕占指甲面积的1/5～1/4，食指、中指、无名指应不超过1/5，此为气血充足的表现	指甲苍白、有凹凸，说明气血不足；现纵纹表示身体气血两亏、出现了透支；没有半月痕或只有拇指上有，体内寒气重、循环功能差、气血不足
运动	适量运动后精力充沛、浑身轻松，说明气血是充足的	运动时出现胸闷、气短，运动后疲劳难以恢复，多为气血不足
睡眠	入睡快，睡眠沉，呼吸均匀，一觉睡到自然醒，说明气血足	入睡困难，易惊易醒、夜尿多，呼吸深重或打呼噜的人大多气血不足。此外，爱睡觉也是气血两虚的表现

养颜以气为先机

中医学认为，"气"是人体健康的根基之一，它一方面来源于父母先天禀赋，另一方面来源于饮食中的营养物质，还有就是自然界的清新之气。气属阳，主动，有推动、温煦、营养、固摄、调节血液的作用。

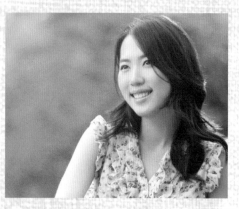

所以说，"气"可以"内注五脏六腑""肥腠理、荣四末"，对人体脏腑、经络，乃至身体发肤等都具有营养作用，时时刻刻都在滋养着人体的"内外上下"。

女人的"气"若不足，血液就无法被顺利地送达皮肤，从而造成所谓的气血不畅。皮肤会因为缺少营养的滋润而变得粗糙、松弛。气血不畅还会使血液中的废物滞留，表现为气滞血瘀，如果这些废物停留在皮肤表面，就会引起色素沉着，从而形成令人烦恼的色斑。除此之外，长期的气血失衡还会导致身体代谢失调、水湿严重、毒素堆积，继而出现面部发黄、皮肤松弛、眼袋、水肿、痤疮等问题，美丽自然会与我们不辞而别了。

美丽以血为根本

中医认为，血液是由饮食水谷所化生的，以营气和津液为主要物质基础，再以脾胃配合心、肝、肾等脏腑的共同作用来完成滋养全身的任务。人体血液的生成，既有先天肾精的作用，也与后天精气密切相关，尤其是后天脾胃运化的饮食水谷。

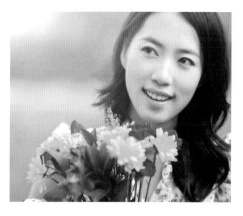

血是构成人体和维持生命活动的基本物质之一，具有营养和滋润作用，血受气的推动，运行全身，营养脏腑，维持各组织器官正常功能活动。对于女性来说，由于特殊的生理特征，血起着更加重要的作用。如果血液的营养和滋润功能正常，女性就会面色红润，皮肤润泽而有华，身姿曼妙婀娜。

胖人多气虚，瘦人多血亏

中医认为，胖人大多阳气偏虚，体内有痰湿。"气为血之帅"，气虚，推动血液循环的动力就弱，体内血行迟缓，外在表现就是动作较缓，不大喜欢活动，很容易产生疲乏感。这类人容易罹患动脉粥样硬化、脑卒中、冠心病等疾病。由于气虚推动无力，血液无法充分到达皮肤表层，所以这类人总是显得白白胖胖的。正如古人所说"其人肥白，多属气虚"。

对于气虚的肥胖女性，健脾益气是最好的补气方法。可以吃一些补气健脾的食物，如冬瓜、白萝卜、木耳、山药等。其中萝卜含有辛辣成分芥子油，具有促进脂肪类物质新陈代谢的作用，可避免脂肪在皮下堆积；冬瓜含的营养成分少，但能去掉体内过剩的脂肪，具有较强的通便作用，胖人可以适当多吃。同时胖人还要注意加强锻炼，增加血液循环，让气血畅通起来，可以选择有氧运动，如慢跑、骑自行车等，坚持下来你会发现，不但把气提上来了，身体健康了，身材也渐渐变好了。

所谓的瘦人，是指那些形体消瘦、体重低于正常标准的人。中医认为，血虚是消瘦的真正原因，而消瘦则是判断一个人血虚最明显的指征。从另一方面来说，血虚必多火，瘦人身体内的脂肪少，需要的"气"也相应少，那么过多的"气"就会成为"火"，因此就出现了血虚且多火的症状。

针对消瘦血亏、血虚、火旺的状况，应进补滋阴类的食物，可经常食用百合、蜂蜜、苦瓜等滋阴降火的食物。辛香、辛辣的食物（如辣椒、八角、桂皮等）、煎炸爆炒的食物切忌过量食用。

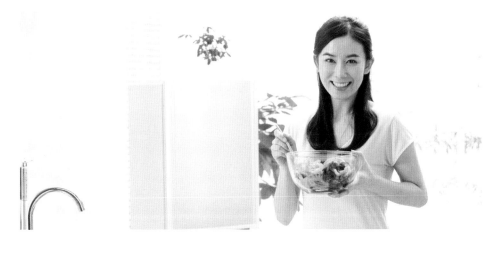

9 大穴位通气血，皮肤自然红润饱满

不少女性都喜欢做 SPA 或全身按摩减压，完成后格外神采飞扬。的确，按摩有助血液循环，如果能对准几个抗衰老的穴位按压就更能令你肌龄逆转，重拾青春。

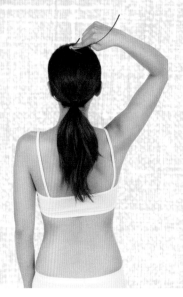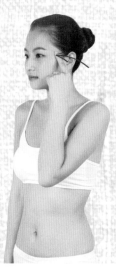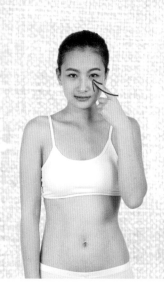

❶ 百会穴
改善面色、养护头发

定位
位于头部，前发际正中直上 5 寸，或两耳尖头上部连线的中点处。

作用
醒脑安神，提升阳气，改善头部及面部血液循环，有助改善面色及护发。

❷ 太阳穴
赶走皱纹、黑眼圈

定位
位于颞部，眉梢与目外眦之间，向后约一横指的凹陷处。

作用
明目抗皱，改善眼周的血液循环；安神舒压，缓解疲劳。

❸ 四白穴
淡斑亮白、明目养神

定位
位于面部，瞳孔直下，眼眶下孔凹陷处。

作用
明目养神，美白淡斑，促进面部血液循环，令皮肤更有光泽。

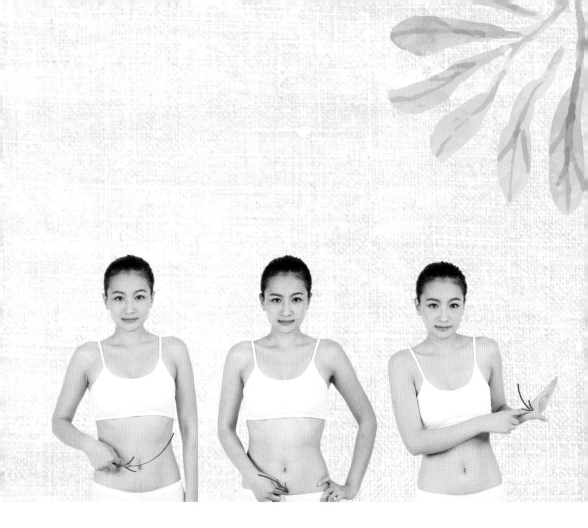

④ 天枢穴
排毒修身、重塑身材

定位
位于腹中部,脐中旁开2寸。

作用
能刺激胃肠的蠕动,帮助消化,促进排便、排毒,修身养颜。

⑤ 关元穴
补气养肾、倾注活力

定位
位于下腹部,前正中线上,脐中下3寸。

作用
益肾固本、补益元气,强身健体,帮助恢复青春的活力。

⑥ 合谷穴
调整肠胃、亮白面色

定位
位于手背,第一、二掌骨间,第二掌骨桡侧的中点处。

作用
理气通经,亮白面色,调整肠胃,有助排便,排清毒素,皮肤自然靓丽。

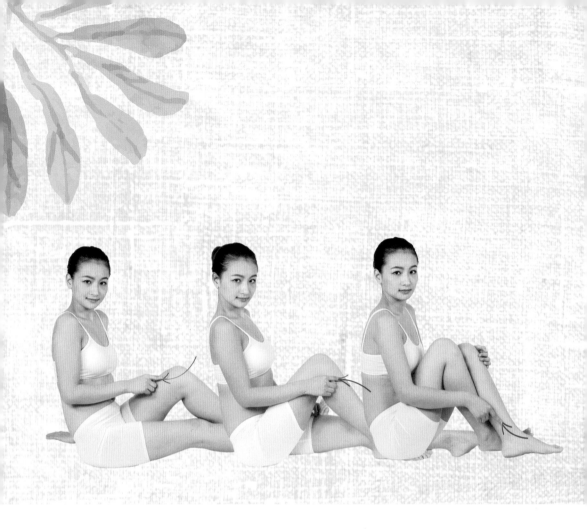

7 血海穴
养血调经、淡斑祛印

定位
屈膝，位于大腿内侧，髌底内侧端上2寸，股四头肌内侧头的隆起处。

作用
养血调经，活血化瘀，改善人体的血液循环，淡斑祛痕。

8 足三里
养脾固本、消除疲倦

定位
位于小腿前外侧，犊鼻下3寸，距胫骨前缘一横指（中指）。

作用
调理脾胃，补中益气，增强活力，消除疲劳，增强人体的免疫力。

9 三阴交
养颜抗老、增补气血

定位
位于小腿内侧，足内踝尖上3寸，胫骨内侧缘后方。

作用
祛湿调经，调补肝、脾、肾三经气血，养颜抗老，是女人保养的要穴。

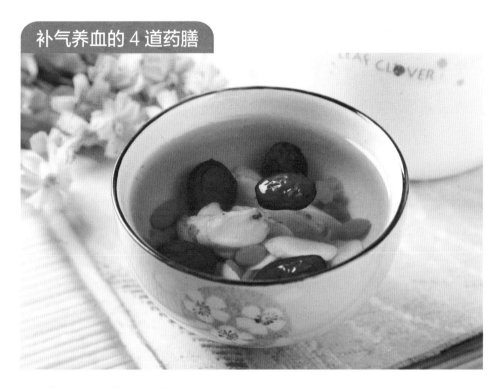

补气养血的 4 道药膳

黄芪红枣枸杞茶

> 功效：补中益气、改善气色、抗衰美容。

材料：黄芪 15 克，红枣 5 枚，枸杞 5 克

调料：蜂蜜适量

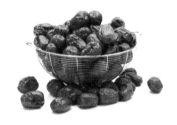

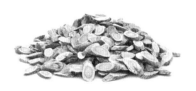

| 适用对象 |

疲倦乏力、面无血色者。

做法：

步骤 1 砂锅中注入适量清水，倒入黄芪、红枣，浸泡约 25 分钟，使之煮制时容易熟软。

步骤 2 盖上盖，用大火煮开后转小火，续煮 20 分钟至药材有效成分析出，揭盖，放入枸杞，拌匀，盖上盖，稍煮一会儿至枸杞熟软。

步骤 3 揭盖，关火后盛出煮好的药汤，调入蜂蜜即可。

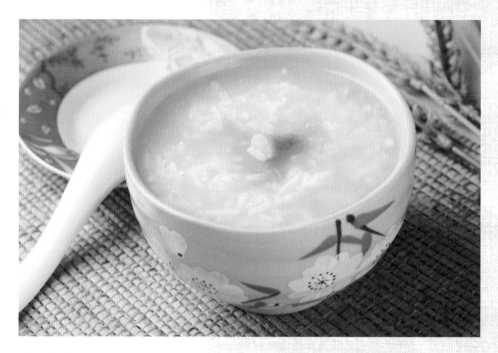

参芪粳米粥

功效：补脾和胃、益气生血、
增强免疫力。

材料：党参 10 克，黄芪 15 克，
水发大米 120 克
调料：白糖适量

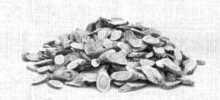

做法：
步骤 1 砂锅中注入适量清水烧开，放入备好的
党参、黄芪，倒入洗好的水发大米，搅拌均匀。

步骤 2 盖上锅盖，烧开后用小火煮 30 分钟至
大米熟软。揭开锅盖，加入白糖，持续搅拌一
会儿至溶化。

步骤 3 关火后将煮好的粥盛出，装入碗中即可。

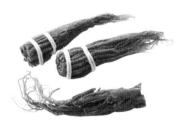

| 适用对象 |
饮食不佳、面色暗黄、无力者。

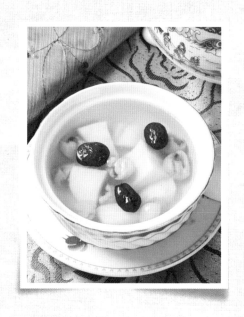

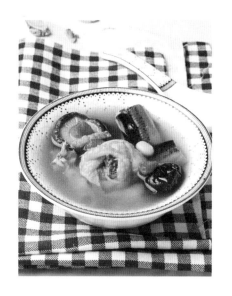

龙眼红枣山药汤

功效: 健脾益气、养血安神。

材料: 山药 80 克, 红枣 30 克, 龙眼肉 15 克

调料: 白糖适量

做法:

步骤 1 将洗净去皮的山药切丁, 锅中注入适量清水烧开, 倒入红枣、山药, 搅拌均匀, 倒入备好的龙眼肉, 搅拌片刻。

步骤 2 盖上盖, 烧开后用小火煮 15 分钟至食材熟透, 揭开盖子, 加入少许的白糖, 搅拌片刻至食材入味。

步骤 3 关火后将煮好的甜汤盛出, 装入碗中即可饮用。

| 适用对象 |
失眠、消化不良、面色暗黄者。

黄芪党参龙凤汤

功效: 补气益血、补肝益肾。

材料: 黄芪 15 克, 党参 12 克, 红枣 3 枚, 枸杞 12 克, 黄豆 50 克, 小香菇 30 克, 鳝鱼肉 100 克, 土鸡肉 100 克

调料: 盐适量

做法:

步骤 1 将黄芪、党参、红枣、枸杞、黄豆、小香菇泡发, 土鸡肉切块, 汆水。

步骤 2 锅中注水, 倒入土鸡块、鳝鱼肉, 放入泡发滤净的黄芪、党参、红枣、黄豆、小香菇, 大火烧开后转小火煮 100 分钟, 倒入枸杞, 续煮 10 分钟。

步骤 3 加入少许盐调味即可。

| 适用对象 |
腰酸腿软、头晕者。

女人因健康的子宫而美丽多姿

你的"子宫力"是否还是最大值

子宫是女人的第六脏，不是单纯地为了生育而存在，在维持女性第二性征方面有着无可替代的作用，是女人健康美丽的关键。一个健康的子宫有多重要？一个不健康的子宫怎样影响着一个女人的美丽和健康？

女性皮肤出现异常，病根很可能在子宫。子宫健康水平的下降或许正是问题的根本所在。女人想要保持年轻漂亮，就要学会维护自己子宫的健康。要保持自己子宫的健康，首先来看看你的子宫够不够健康。

"子宫力"测试一：日常生活（4分/题）

（1）你已经过了 30 岁

（2）平时生活极其不规律

（3）长期工作压力大

（4）吸烟，喝酒无节制

（5）经常吃凉性食物

（6）采用违反身体正常生理规律的极端减肥法

（7）走或坐的姿势不正确

（8）长期服用含有雌激素的保健品

"子宫力"测试二：症状表现（5分/题）

（1）体重曾经发生过巨大的变化

（2）有畏冷症

（3）身体浮肿较为明显

（4）月经期曾达到 10 天甚至更长

（5）下腹部时常会出现疼痛状况

（6）排尿和排便时感觉疼痛

（7）阴道流血伴随白带增多

（8）历时 2 ~ 3 天的排卵期出血

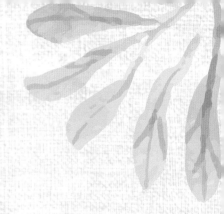

"子宫力"测试三：性生活（3分/题）

（1）20岁前就有过性生活

（2）性爱前后双方不用流水清洗私处

（3）性生活不规律

（4）长期没有性生活

（5）性爱时出现不正常的出血现象并流出混有血丝的排泄物

（6）在性爱过程中腰痛的情况会加剧

看看你的子宫是否健康

3～30分：子宫年龄30岁，基本合格，但子宫血液循环变弱，皮肤可能也存在肤色暗沉、缺乏光泽的现象，还可能出现黑眼圈。

31～70分：子宫年龄35岁，意味着子宫已经开始有隐疾，表现为内分泌紊乱、慢性月经痛、腹痛、皮肤干燥、容易浮肿、生成人痘、生色斑等。

71分以上：需要十分注意子宫健康，一些难缠的妇科病恐怕已经找上了你，如子宫肌瘤、子宫内膜炎、盆腔炎、输卵管炎、卵巢炎、卵巢囊肿等；皮肤易长痘痘及各种斑点、皮肤纹理粗糙。

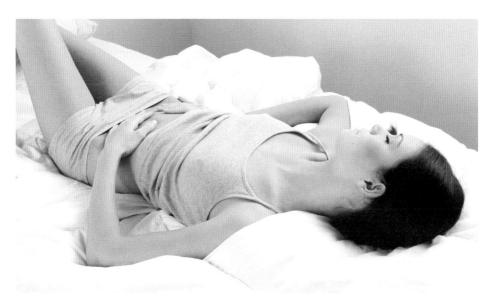

子宫病变，竟是这些引起的

子宫对于所有女性来说都是一个非常重要的身体器官，是女性一生幸福的根源。但这个小房子却不像我们的住所那般坚固，反而非常脆弱。我们说它是宝宝的宫殿，只是从功能上来肯定了它的作用，但它却不会像宫殿一样坚固……

子宫就是女人患病的高危区，一不小心，就会出现健康问题。据有关机构统计，子宫疾患已经成为世界女性的一大杀手。那子宫病变又是因何而起呢？

第五位：混乱和不洁的性生活

不洁的性生活可引起宫颈炎、宫颈糜烂、阴道炎、输卵管炎症。别小看这些感染，它们可是外阴癌、宫颈癌、阴道癌及输卵管癌的重要发病因素。另外，性生活过早及混乱均是宫颈癌发病的重要因素。所以，清洁、节制的性爱是关爱子宫的首要措施。

第三位：产后劳累

产后经常下蹲或干重活，会增加腹压，导致子宫沿着阴道向下移位，子宫可以从正常位置沿阴道下降，子宫颈外口可达坐骨棘水平以下，甚至子宫全部脱出于阴道口外，医学上称为子宫脱垂，简称"宫脱"。

第四位：妊娠初期和临产前进行性生活

妊娠头三个月要禁房事。此时胚胎附着于子宫尚不十分牢固，是流产的好发时期。此时性高潮时强烈的子宫收缩，有使妊娠中断的危险。特别对有流产史、妊娠曾出现少量阴道流血的先兆流产症状的妇女，应禁止性交。

再者妊娠早期性生活容易造成子宫细菌感染。怀孕期分泌物增多，外阴部不仅容易溃烂，而且对细菌的抵抗力也减弱，所以平时要注意保持局部清洁。

妊娠末三个月也要禁房事。性交容易刺激子宫收缩而导致早产、子宫出血或产褥热。尤其是妊娠末4周，性交可能引起胎膜炎，导致胎膜早破、早产及产后感染，应严禁性生活。

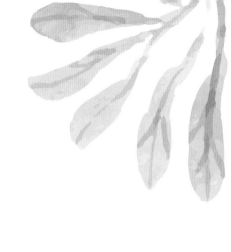

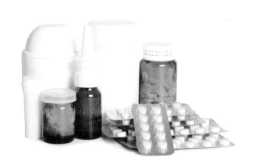

第二位：滥打催产素

　　滥打催产素可致子宫破裂，子宫体部或子宫下段在妊娠期或分娩期发生破裂称为子宫破裂。子宫破裂是严重的产科并发症之一，常引起母儿死亡。多由于产道、胎儿、胎位的异常而引起，如骨产道狭窄、巨大儿、脑积水、忽略性横位等引起胎儿下降受阻，造成子宫强烈收缩而发生。所以应该严格按照指征慎重地使用催产素。

第一位：流产

　　女人一生流产不要超过3次，一年之内流产不要超过2次。短时期内反复人工流产，是导致子宫伤病的重要因素。通常医生在做人流手术时不能看见宫腔，是"盲操作"。往往有少数因术前未查清楚子宫位置、大小，手术时器械进入方向与子宫曲度不一致，或术者用力过猛等而造成子宫损伤，甚至穿孔，进而造成宫腔感染、宫颈或宫腔粘连，导致继发性不孕。

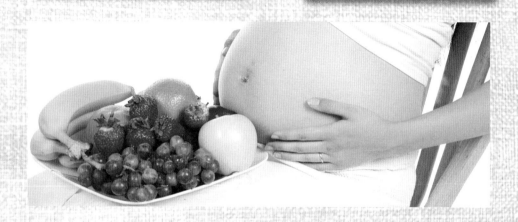

保养子宫的生活小常识

子宫是女性的重要器官，除了其孕育胎儿的功能外，还是维持女性内分泌平衡的重要一环。子宫及卵巢的内分泌的调节与中枢神经系统形成一个反馈系统。子宫出现疾患，这种反馈环节就会被破坏，会干扰中枢神经递质的正常分泌和代谢，可引起不同程度的焦虑抑郁症状，出现情绪低落、心情焦虑、缺乏兴趣、失眠多梦、记忆力减退等现象，从而降低女性的生活质量。

百病起于寒。许多女性疾病属于中医的寒证，常称为宫寒。所谓宫寒是指妇女肾阳不足，胞宫失于温煦所出现的下腹坠胀，疼痛，得热则缓和，白带多、痛经、月经失调、脉沉紧、舌苔薄白多津为主要症状者。宫寒是中医理论下的病名，不能与西医的具体病名来套用，更不能理解为子宫温度偏低，子宫寒凉。

NO.1 改善体质

有些女性天生体质较寒，四肢容易冰冷，对气候转凉特别敏感，脸色比一般人苍白，喜欢喝热饮，很少口渴，冬天怕冷，夏天耐热。寒性体质大多由后天因素造成，如居住环境寒冷、嗜好寒凉食物、过劳或易怒等。

养宫女性可以这么做：

（1）吃暖身的食物。如果你是先天的寒性体质，就应该多吃补气暖身的食物，例如核桃、枣、花生，让先天的不足由后天的高能量来补足，而且不用担心上火，因为寒性体质属于火气不足，不容易出现火大体热的症状。

（2）坚持快步走。平时可以坚持快步走，尤其是在卵石路上行走，能刺激足底的穴位，可以疏通经脉、调畅气血、改善血液循环，使全身温暖。

（3）运动中和运动结束后要注意保暖。特别是出汗后，毛孔张开，寒邪容易乘虚而入，如果子宫受寒邪困扰，血气遇寒就会凝结，出现宫寒的症状。

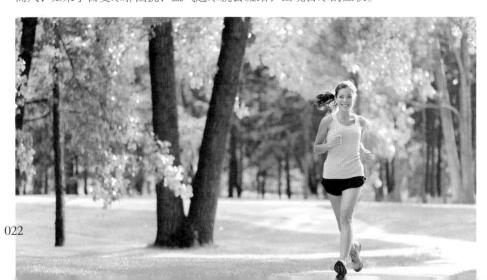

NO.2 注意饮食

调理宫寒，要少吃生冷食物。在中医养生传统中，女性体质属阴，不可以贪凉。即使在炎热的夏季，冷饮、冰茶、瓜果等寒凉之物也不可以贪多，春秋、冬季更要尽可能不吃冷饮。这些寒凉生冷的食物进入体内会消耗阳气，导致寒邪内生，侵害子宫。

养宫女性可以这么做：

（1）少吃生冷食物。吃凉要适度，别超过太多就可以了，例如吃冰淇淋一天不超过两个，吃东西的时候，要先吃热的，后吃凉的，如果顺序颠倒，就可能带来伤害。

（2）分辨寒食。除了从冰箱里拿出来的食物之外，有很多食品，虽然是在常温下食用，但它的本质却是寒性的，例如西瓜、梨、猪肉、绿豆、冰糖、苦瓜等，要按季节食用，适可而止；餐前可以喝一杯姜茶（一片姜，以开水冲泡，趁热喝下去），养成习惯，它可以主动化解寒凉食物或是凉性食物中的寒气。

NO.3 养成好的生活习惯

空调是调节室温最好的家用电器，可是女性如果长时间呆在空调房间里，甚至在恒温 24℃的办公环境下，女性暴露的肩颈、背部、腰部以及关节都会受到寒凉的侵袭，寒气直逼女性柔弱的身体，常是引起宫寒的重要致病因素。

养宫女性可以这么做：

（1）注意别在凉的环境久待。在办公室备外套或披肩；别坐在空调下面；别在办公室午休；不要坐有寒气的椅子；在办公室备件衣服，护一下肩膀、膝盖等部位。丝袜对于怕冷的女性来说也是很必要的，可以防止寒气从脚下生。

（2）少吹空调。在空调房中，漂亮美眉们总是尽情展露美腿、玉臂、香肩，甚至后背、小蛮腰。空调冷气拒骄阳于千里之外，离人体却近在咫尺。当您感受空调冷风带来的惬意时，殊不知子宫正在经受着外界寒冷的折磨，如果寒气侵入身体，那么离"宫寒"就不远了。

（3）不要坐"寒"。夏天不要坐在有寒气的平面上，例如地面、石面或铁面椅子上，因为这些地方寒气重，寒邪会迅速击退身体的阳气直接攻击子宫。

（4）受寒后要及时补救。给自己煎一碗驱寒汤。材料是红糖 2 汤匙、生姜 7 片，水煎 10 分钟即可，饮用 1 ~ 2 次就可以驱走寒气。

（5）例假前三天可以每天喝红糖水，可以活气血、暖宫，更好的让月经排除干净。

养宫常揉 6 大穴位

　　想要子宫好，可以刺激一些对女性尤其重要的穴位，可以作为实证的治疗，也可以作为日常保养的方法，针对不同的情况而选择不同的穴位治疗。

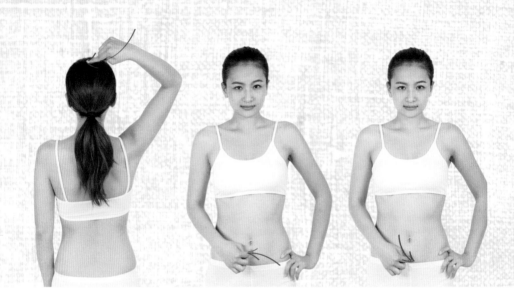

① 百会穴
补气提气

定位
位于头部，当前发际正中直上 5 寸，或两耳尖连线的头上中点处。

作用
有补气、提气的功能，具有升阳固脱的作用，对治疗子宫脱垂有帮助，头晕、头痛时也可适当按按。

② 气海穴
调经固经

定位
位于下腹部，前正中线上，当脐中下 1.5 寸。

作用
此穴为先天元气的聚会之处，能调经固经，能调节女性子宫功能，防治各类妇科病症。

③ 关元穴
养宫暖宫

定位
位于下腹部，前正中线上，当脐中下 3 寸。

作用
此穴具有固本培元、补益下焦之功，与泌尿生殖有关，能养宫、温肾。

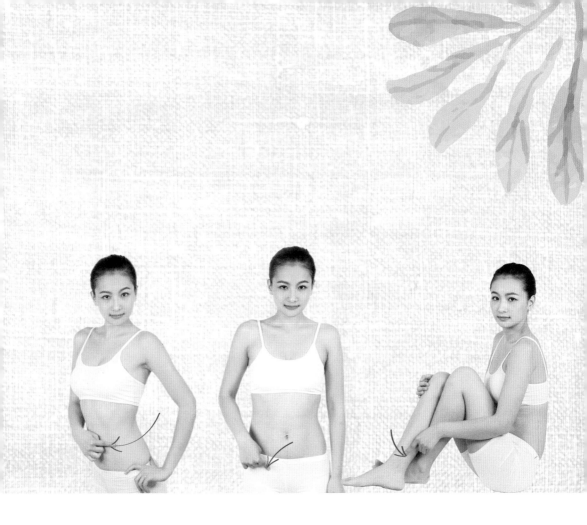

❹ 带脉穴
善调妇人经带

❺ 子宫穴
养护生殖系统

❻ 三阴交
调理气血

定位
位于侧腹部，当第十一肋骨游离端下方垂线与脐水平线的交点上。

定位
位于下腹部，当脐中下 4 寸，中极旁开 3 寸。

定位
位于小腿内侧，足内踝尖上 3 寸，胫骨内侧缘后方。

作用
有通调气血，温补肝肾功效。经常刺激本穴，可祛除子宫、卵巢等部位湿邪，调节经带。

作用
能调经理气、升提下陷，女性在日常生活中常刺激本穴可以起到防治妇科疾病的作用。

作用
对肝血、肠胃和生殖系统的保健最为直接，对女性是很重要的穴位，可促进血液循环、激素分泌。

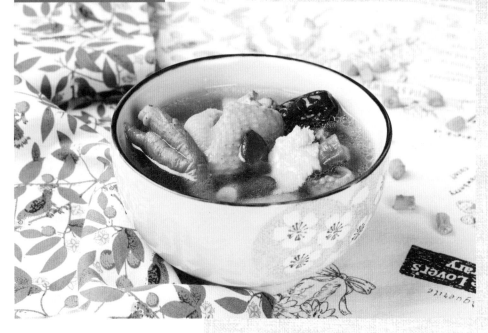

当归党参红枣鸡汤

功效: 益气补血、理血通经。

材料： 当归 12 克，党参 12 克，
红枣 3 枚，枸杞 9 克，桃仁 9 克，
土鸡块 200 克

调料： 盐 2 克

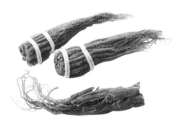

做法：

步骤 1 将红枣、党参、当归、桃仁、枸杞洗净
泡发，土鸡块汆水；砂锅中注入适量清水，倒
入汆过水的土鸡块，放入泡发好的红枣、党参、
当归、桃仁，搅散。

步骤 2 盖上盖，大火烧开后转小火煲煮约 100
分钟；揭盖，倒入泡好的枸杞，搅匀，再盖上盖，
用小火续煮约 20 分钟，至食材熟透。

步骤 3 揭盖，放入少许盐调味，关火后将汤料
盛入碗中即可。

| 适用对象 |
月经不调、经色淡、经量少的血虚者。

艾叶姜糖饮

功效：暖宫散寒、逐寒湿、
补气血。

材料： 生姜 45 克，艾叶 6 克
调料： 红糖 15 克

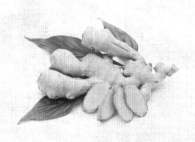

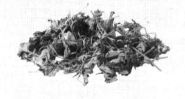

做法：
步骤 1　洗净去皮的生姜切成薄
片，艾叶用清水洗净。

步骤 2　砂锅中注入适量清水烧
开，放入姜片、艾叶；调至大火，
煮 1 分半后调至小火，倒入红糖，
搅拌均匀，至糖分完全溶解。

步骤 3　关火后盛出煮好的姜茶
即可饮用。

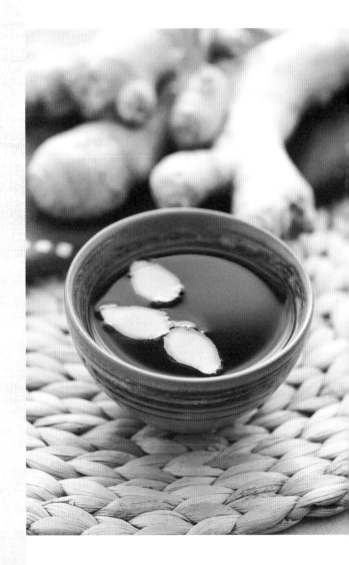

| 适用对象 |
痛经、经血有血块的宫寒者。

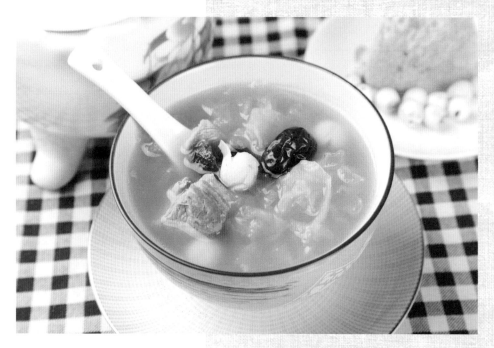

益母莲子汤

功效：活血调经、利尿消肿、养心安神。

材料： 益母草12克，莲子80克，红枣3枚，山楂15克，银耳30克，排骨块200克

调料： 冰糖适量

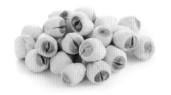

| 适用对象 |

月经量少、痛经、腹痛的血瘀者。

做法：

步骤1 将益母草、莲子、红枣、山楂、银耳洗净，益母草装入隔渣袋，红枣、山楂泡发10分钟，银耳泡发30分钟后切去根部，切成小朵，莲子泡发1小时，排骨块汆水。

步骤2 砂锅中注入适量清水烧开，放入装有益母草的隔渣袋、莲子、红枣、山楂、银耳、排骨块，拌匀。加盖，用大火煮开后转小火续煮105分钟。揭盖，加入冰糖，拌匀，加盖，续煮15分钟至冰糖溶化。

步骤3 揭盖，关火后盛出煮好的汤，装碗即可。

红花活血茶

功效：活血通经、散瘀止痛。

材料：红花 15 克
调料：冰糖 20 克

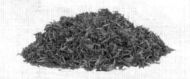

做法：

步骤 1 将红花放入盛水的碗中，搅拌片刻，清洗掉杂质，把洗好的红花过滤出来，待用。

步骤 2 取电解养生壶底座，放上配套的水壶，加清水至 0.4 升水位线，倒入红花，盖上壶盖，按"开关"键通电，再按"功能"键，选定"泡茶"功能，开始煮茶，期间功能加热 8 分钟，功能加强 2 分钟，共煮 10 分钟，煮至材料析出有效成分。

步骤 3 揭盖，放入冰糖，搅拌一会儿，煮至溶化。茶水煮好，按"开关"键断电，取下水壶，将茶水倒入杯中即可。

| 适用对象 |
经行不畅、色暗有血块的血瘀者。

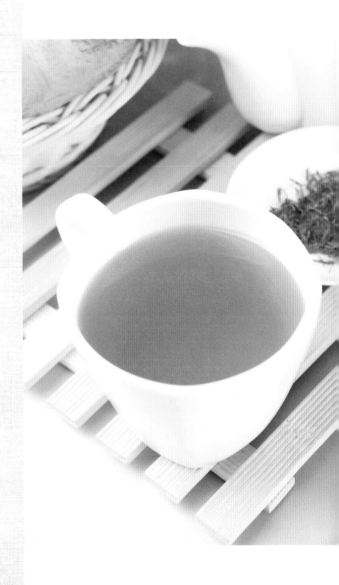

保养好卵巢，魅力值 UP！UP！

卵巢之于女人是何等的重要

卵巢位于骨盆腔内，左右各一，是一对呈扁椭圆形、核桃大小的实质性、腺性器官。

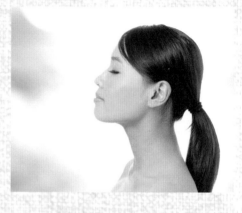

卵巢会随着女性年龄的增长，发生一系列的改变：如新生儿时期，卵巢内有15万~50万个卵母细胞，成年后只有400~500个卵泡发育成熟，其他的都退化了，绝经后皮质内基本无卵泡；卵巢的表面在幼儿阶段是平滑的，性成熟后，由于卵泡的膨胀变大，以及排卵后结瘢，使其表面变得凹凸不平。

卵巢究竟担负着哪些重要工作呢？

首先，当女性进入青春期后，卵巢掌管着女性生理和女性特征，不仅促成女性生殖器官成熟，产生女性的第二性征，如乳房隆起、骨盆宽大等，同时，它还产生了卵子并排卵，是人类生命的发源地。

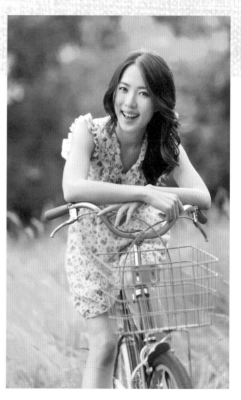

其次，它肩负着合成和分泌雌性激素（包括雌激素和孕激素等）的重任。雌激素和孕激素则直接影响着女性生殖、神经、免疫、骨骼等9大系统400多个组织器官。因此，一旦卵巢出了问题，首先卵子就无法正常排出，女性会出现不孕症状。其次还会牵一发而动全身，让女人出现类似于更年期的症状，加速女人衰老的步伐，继而也会导致各种健康隐患，比如卵巢囊肿、多囊卵巢综合征、子宫内膜异位症、黄体功能不全等，严重影响女性的健康和美丽，甚至还会威胁到夫妻生活的和谐。

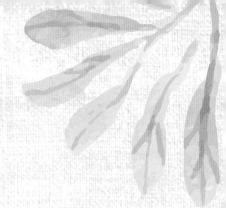

"面子"问题实质在卵巢

很多成年女性会有色斑、皮肤暗黄、痤疮等皮肤问题，一般人会非常焦虑地去看皮肤科，然后拿回来一堆涂抹的药膏，可是往往结果却不尽如人意，甚至还会越治越严重，这很可能是卵巢出现了早衰的问题。不妨找中医了解一下。卵巢早衰凭肉眼无法看到，但你的外在状况却会泄露卵巢的秘密，如皮肤松弛、缺乏光泽、肤色暗沉、皱纹增多、乳房下垂、皮肤粗糙等。

如果卵巢早衰不太严重，通过全方位的调理是可以取得很好的效果的。当女性朋友们在某一段时间内莫名地出现腰酸、腰痛、尿频、闭经、月经紊乱、白带增多、乏力、背部隐隐胀痛、多毛、肥胖等症状时，可要提高警惕了，有可能是卵巢发生了病变，要及早去专科医院进行检查。

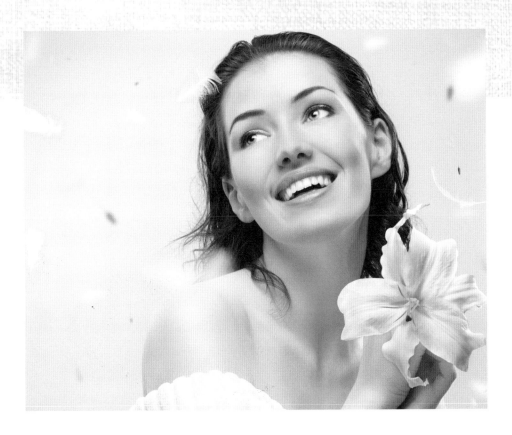

年轻的你，卵巢老了吗？

卵巢早衰是很多女性都不愿意面对的事情，若要青春常驻，延缓衰老，保持卵巢的健康，就得在平时做好功课，趁年纪还轻时做好卵巢的保养工作，不要等出了问题再着急，那就晚了。建议女性从25岁左右开始，就注意保养卵巢，不要让卵巢提前下岗。

卵巢早衰的症状：

（1）女性第二性征不明显，缺乏坚挺的胸部、纤细的腰肢、饱满的臀部。

（2）女性魅力减少，乳房开始下垂，出现产后松弛及哺乳后萎缩，失去弹性。

（3）嗓音逐渐粗哑，缺乏女性温柔声音的特质。

（4）肤色晦暗无光泽，肤质粗糙、干燥，出现皱纹、色斑、中年暗疮，皮肤缺乏弹性。

（5）体态发生变化，骤然发胖，脂肪大量堆积于腰、腹、臀，失去玲珑曲线。

（6）更年期提前,面色潮红，常常难以自控，焦虑抑郁，丧失自信，健忘多梦，易失眠。

（7）内分泌失调，白带过多过稀，或呈现异味、异常色泽，阴道分泌物不足。

（8）容易患上妇科疾患，常常发生由于免疫力不足导致细菌感染的而发生炎症。

（9）患经前综合征，痛经，经期过长或过短，经量过多。

你是否已经卵巢早衰：

出现1个症状，表示你的卵巢功能稍差，应注意你的生活状态。

出现2个症状，表示卵巢功能出现紊乱，应适度进行保养。

出现3个症状及以上，表示卵巢功能衰退，趋向疾病状态，应立即去医院就医。

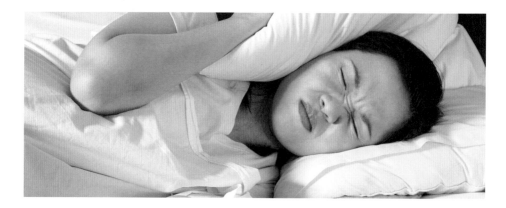

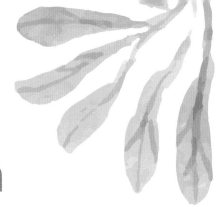

你忽略的事往往最易伤卵巢，改掉！

卵巢是女性保持青春的源泉，不少女性花费心思保养，却仍可能会在无意之中伤害到卵巢，其中包括一些常被忽视的恶习。

1. 久坐不动最伤卵巢

现在很多女性已经不再从事体力劳动，而更多地在办公室工作。运动少对身体伤害最大。久坐不动更伤卵巢，所以女性更应抽时间运动。

（1）坐公共汽车上下班时提前两站下车步行。

（2）工作一个小时后站起来适当活动一下。

（3）在电视播放广告时，站起来走动一下。

女性朋友们如果能每周进行锻炼，可以让全身上下呼吸呼吸新鲜氧气。

2. 卵巢最怕熬夜

女性一定避免长期熬夜工作，长期熬夜直接耗伤女性经血，暗耗女性精气神，损伤肾气，影响卵巢功能。

人体所需的各种激素在夜间分泌最为旺盛，女性经常熬夜就会导致体内激素环境发生变化。一旦雌激素长期分泌不足，会造成卵巢功能衰退而出现持续性闭经、子宫萎缩、骨质疏松等。调查显示，经常熬夜者要比晚上正常时间入睡的人患早期卵巢癌的风险增加49%，患晚期卵巢癌的风险高24%。

3. 卵巢最怕不良情绪

人的情绪轻松愉快时，脉搏、血压、胃肠蠕动、新陈代谢都处于平稳协调状态，体内的免疫活性物质分泌增多，抗病能力增强，不良情绪可导致高血压、冠心病、溃疡病甚至癌症的发生。

女性要善于调节情绪，正确对待发生的心理冲突，可以外出旅游、找朋友聊天来及时宣泄不良情绪。合理安排生活节奏，做到起居有常、睡眠充足、劳逸结合，培养广泛的兴趣爱好，工作之余养花植树、欣赏音乐、绘画、打球等。

穴位按摩护卵巢

卵巢是女性独有的器官，是生命的发源地，同时也是女性健康美丽的基础。要好好养护卵巢，可多刺激以下穴位：

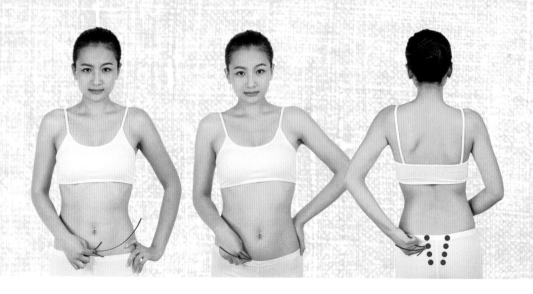

❶ 关元穴
女子蓄血之处

定位

位于下腹部，前正中线上，当脐中下3寸。

作用

能培元固本、补气回阳，是"男子藏精，女子蓄血之处"，能维护女性子宫、卵巢的功能。

❷ 归来穴
维护卵巢健康

定位

位于下腹部，当脐中下4寸，距前正中线2寸。

作用

能活血化瘀、调经止痛，主女子生殖系统诸症，经常刺激，能调节月经及排卵功能，延缓卵巢衰老。

❸ 八髎穴
邻近胞宫调生殖

定位

位于腰骶孔处，左右共八个，分别在第一、二、三、四骶后孔中。

作用

能调理下焦、强腰利膝，本穴邻近胞宫，能维护内部生殖器官健康，调治女性生殖系统病症。

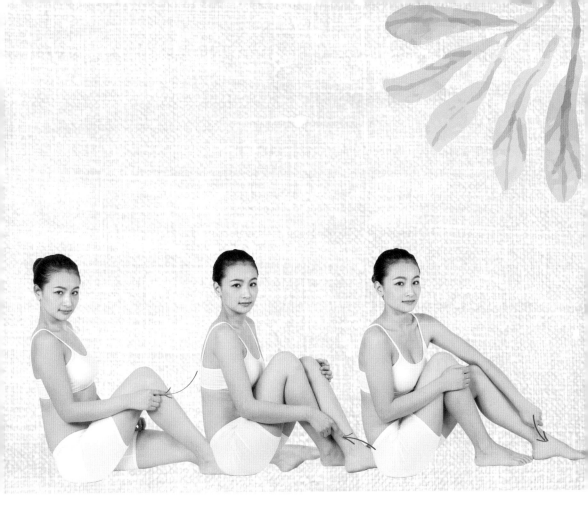

④ 足三里
养护卵巢强体质

定位

位于小腿前外侧，当犊鼻下3寸，距胫骨前缘一横指（中指）。

作用

本穴是所有穴位中极具养生保健价值的穴位之一，对于延缓卵巢衰老、平衡人体内分泌大有裨益。

⑤ 三阴交
女性养巢福穴

定位

位于小腿内侧，当足内踝尖上3寸，胫骨内侧缘的后方。

作用

能健脾理血、益肾平肝，是脾、肾、肝经气血交汇处，能养护卵巢，对治疗女性痛经特别有效。

⑥ 照海穴
调节内分泌

定位

位于足内侧，内踝尖下方凹陷处。

作用

能养阴液、调下焦，肾经经水在此蒸发、漏失，故刺激照海穴能滋肾清热，可调节女性内分泌功能。

养护卵巢的 4 道药膳

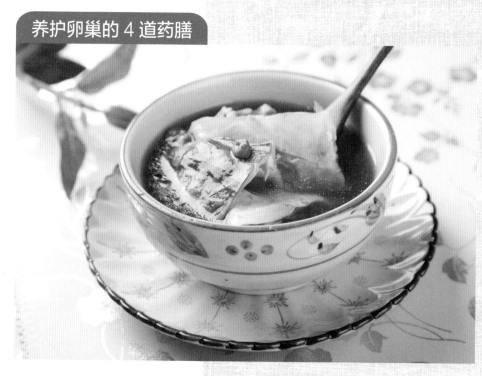

红参淮杞甲鱼汤

> 功效：调节卵巢内分泌功能，
> 增强抗病能力。

材料：甲鱼块 800 克，龙眼肉
8 克，枸杞 5 克，红参 3 克，山
药 2 克，姜片少许

调料：盐 2 克，鸡粉 2 克，料
酒 4 毫升

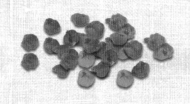

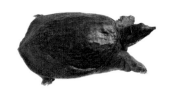

做法：

步骤 1 砂锅中注入适量清水烧开，倒入姜片，
放入备好的红参、山药、龙眼肉、枸杞，再倒
入洗净的甲鱼块，淋入料酒。

步骤 2 盖上锅盖，用小火煮约 1 小时至甲鱼块
熟软。揭开锅盖，加入盐、鸡粉，搅拌均匀，
煮至食材入味。

步骤 3 将煮好的汤料盛出，装入碗中即可。

| **适用对象** |
面部多斑、失眠多梦者。

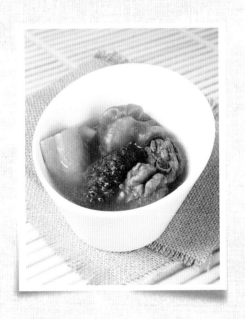

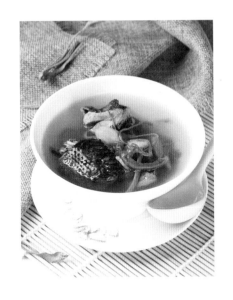

花胶海参乌鸡汤

功效：唤醒卵巢活性。

材料： 乌鸡块 300 克，水发海参 90 克，佛手瓜 150 克，水发花胶 40 克，核桃仁 30 克，水发干贝 20 克

调料： 盐 2 克

做法：

步骤 1 洗净的花胶切段，洗好的海参对半切开，洗净的佛手瓜去籽切块，乌鸡块汆水。

步骤 2 砂锅中注入适量清水，倒入所有食材，大火煮开转小火煮 2 小时。

步骤 3 加入盐，稍搅拌至入味后盛出煮好的汤，装入碗中即可。

| 适用对象 |
面部多皱纹、心情郁闷者。

西洋参虫草花炖乌鸡

功效：补肾填精、养护卵巢。

材料： 乌鸡 300 克，虫草花 15 克，西洋参 8 克，姜片少许

调料： 盐 2 克

做法：

步骤 1 乌鸡块汆煮片刻，去除血水，将乌鸡捞出，沥干水分，待用。

步骤 2 砂锅中注入适量的清水大火烧热，倒入乌鸡、虫草花、西洋参、姜片，搅匀，盖上锅盖，煮开后转小火煮 2 小时至熟透。

步骤 3 揭开锅盖，加入盐，搅匀调味，将鸡汤盛出装入碗中即可。

| 适用对象 |
腰膝酸软、乏力、脱发者。

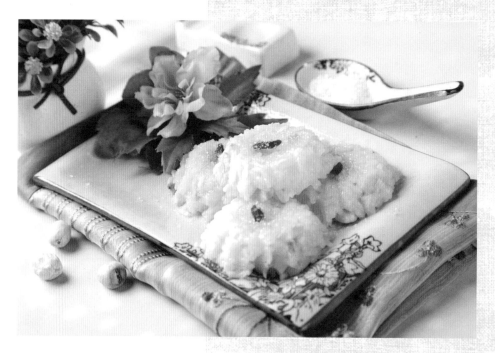

莲子糯米糕

功效：温养子宫、卵巢。

材料： 水发糯米 270 克，水发
莲子 150 克

调料： 白糖适量

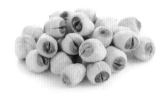

| 适用对象 |
失眠、手足发冷者。

做法：

步骤 1 锅中注入适量清水烧热，倒入洗净的莲
子，盖上盖，烧开后转中小火煮约 25 分钟，至
其变软，关火后揭盖，捞出煮好的莲子，沥干
水分，装在碗中，放凉后剔除芯，碾碎成粉末状。

步骤 2 加入备好的糯米，混合均匀，注入少许
清水，再转入蒸盘中，铺开、摊平，待用。蒸
锅上火烧开，放入蒸盘，盖上盖，用大火蒸约
30 分钟，至食材熟透。

步骤 3 关火后揭盖，取出蒸好的材料，放凉，
盛入模具中，修好形状，再摆放在盘中，脱去
模具，食用时撒上少许白糖即可。

第二章

做保养，按照五行分类法调养女性身体

做保养、调身体，可按五行体质做分类，单从外观就可以了解到自己体质的强弱项，轻松为自己的身体把关。

体质分类里的五行与五脏

中医学说里，对人的体质的分类方法有阴阳分类法、五行分类法、脏腑分类法、体形肥瘦分类法等。按照五行分类法女性可根据外观上的一些特性知晓自身体质的优劣，从而进一步把握身体状况，并根据体质特征进行相应的保养。

以中医传统理论的五行概念，可将人的体质分成金型、木型、水型、火型、土型5大类。不同体质的人对季节的耐受性不同，因此调养前可找出自己属于哪种体质。当然，绝对典型的五行人比较少，按照"火生土，土生金，金生水，水生木，木生火"的五行相生原理，大多数人可能兼具有两个临近的五行体质特点。

中医亦以五行的特性对应五脏的生理特性和功能，例如肝对应木，心对应火，脾对应土，肺对应金，肾对应水。所以在保养上，属木的人应注重养肝，属火的人应注重养心，以此类推。

一般来说，体质特征超过一半符合某型可以定为该型人，当然要准确分清五行分型可询问中医师，通过望闻问切，四诊合参便能更准确地分清楚。普遍来说，一个人通常只有一或两个五行类型出现，而且又以相生而出现的机会比较大。若体质同时属两型的，应同时调理对应的两脏。

五行体质是可以改变的，正如有些人外形会在不同时期而有所改变，也有因生活或饮食习惯不同而彻底改变。例如一位火型人，天天进食寒凉食物，穿衣单薄，亦会转至其他型，如土型、水型等。

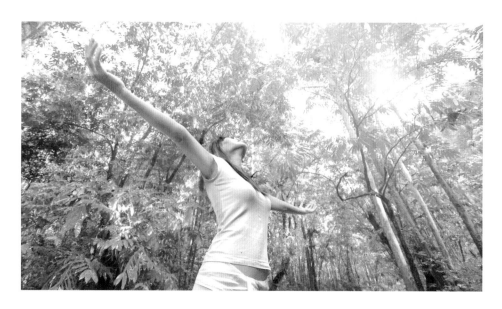

金型女人，重在养肺

【外观】 皮肤白，体形较瘦小，头小，面方，鼻直口阔，肩背小，腹部无赘肉，四肢清瘦，全身骨轻，动作敏捷。

【性格】 能静能动，善于担当行政职务。

【适应性】 能耐秋冬，不能耐春夏，感受了春夏温热气候就容易生病。

【容易显老的地方】 毛孔粗大，皮肤松弛。

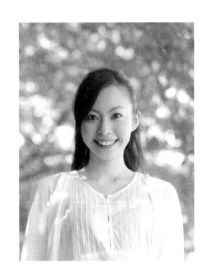

! 注意：较易患慢性支气管炎、肺炎、哮喘、过敏、咳嗽等属于呼吸系统的病症；易患肩背痛；易患皮肤病；容易因争强好胜而废寝忘食。

水润肌肤全靠肺养

　　皮肤与毛发的营养状况与肺的功能密切相关。肺主气，司呼吸，是人体气体交换的场所，能输布胃气和津液于全身，温润肌肉和皮肤。肺气充沛，皮肤毛发就能得到足够的温养而润泽，汗孔开合正常，体温适度且不受外邪侵袭。如果肺功能失常，就会出现皮肤干燥、面容憔悴、面色苍白的现象。

　　中医理论中，通过宣降肺气进行"排毒"也是美容的有效方法。肺主皮毛，可调节汗液排泄、通调水道，能使毒素从汗液排出。肺与大肠相表里，肺的肃降作用也能让毒素从大便排出。可见肺脏在排毒养颜中有着特殊的意义。

那些养肺经的常识

在五脏之中，肺是最容易受到外来有害物质侵害的。正常人 24 小时吸入空气约 10 000 升，而空气中含有各种微生物及其他有害物质。中医有句话称"肺为娇脏""温邪上受，首先犯肺"，因此养肺对于健康和美丽都是很重要的。肺与美丽的关系如此密切，所以女性一定要好好保养自己的肺。

养肺听起来很玄乎，但其实通过一些锻炼动作就可以达到健肺的目的。

NO.1 调呼吸

每天睡前或者早上起床前，可仰卧床上，进行腹式呼吸，做 20 ～ 30 次，注意呼吸一定要缓慢、深长，长期坚持有助于锻炼肺功能。

NO.2 捶背

捶背也可以达到健肺、养肺的功效，采取坐姿，腰背自然挺直，微闭双目，两手握成空拳，反捶脊背中央及两侧，从下向上，再从上到下。

NO.3 练瑜伽

瑜伽注重缓细而深长的呼吸，可以让整个肺脏运动起来，排尽肺内残存的废气。

NO.4 浸浴澡

洗澡可促进血液循环，使肺与皮毛气血流通，有条件的话浸浴是最好的，洗澡时间以 10 ～ 30 分钟为宜。

NO.5 开怀笑

常笑能使胸部扩张，肺活量增大，胸肌伸展，调节人体气机的升降，解除胸闷，消除疲劳，恢复体力。晨练时放开身心的大笑，可吸入足量的氧气。

NO.6 去郊外

偶尔到郊外去，在自然大氧吧中呼吸一些新鲜空气，给肺脏改善一下环境，对于生活在大都市污浊空气中的人们是非常必要的。

NO.7 调饮食

饮食上，对肺有利的大多是白色食物，如大蒜、梨、白萝卜、杏仁、百合、银耳。它们性偏平、凉，能润肺祛痰，还能促进肠胃蠕动，强化新陈代谢，让肌肤充满弹性与光泽。另外，干燥的天气容易损伤肺脏，最好手边常备一杯水，在没渴的时候就开始喝，同时室内环境湿度也要保持在 45% ～ 65%。

秋季润肺如润肤

中医认为，秋季是人体阳消阴长的过渡时期。肺主秋，肺气虚，则人体受不良刺激的耐受下降，易生悲伤；肺主养收，所以肺要以养为原则，适当进补，才能长寿健康。

在秋天，日常生活中对肺影响最大的是早晚的凉气，而这也是人们最难控制的，所以要特别注意生活起居，避免受寒。我国大部分地区秋季白天还比较燥热，晚上则偏凉，很多人贪凉不注意盖被保暖，往往可能由此埋下肺病的祸根。

秋季养生要注意早睡早起，注意添加衣物，防止因受凉伤及肺部。要增加户外运动，根据自己的情况选择不同的项目，如登山、练太极拳、游泳、骑车等，可促进心肺功能。

中医最讲究饮食调理，各个季节有相应的饮食宜忌。对于秋季饮食来讲，我们应该注意少吃刺激性的食物，甜酸苦辣咸都不应该太过。除了温肺外，还应尽量吃些润肺的东西，如杏仁、桃仁等干果，对肺都有滋润作用。

另外，秋季是许多新鲜水果和蔬菜大量上市的时候，常吃一些具有滋阴养肺、润燥生津之功效的水果，不仅能在一定程度上起到缓解和治疗与肺有关的疾病的作用，还能起到养生保健的作用。比如梨、葡萄、红枣、柑橘等水果，以及莴苣、菜花、萝卜等蔬菜，都是秋季养肺佳品。

干燥的秋天使人的皮肤每日蒸发的水分在 600 毫升以上，再加上其他途径代谢损失的水分，每天至少摄取 2 升的水，才能保持肺脏与呼吸道的正常湿润度，但要注意饮水应少量多次。

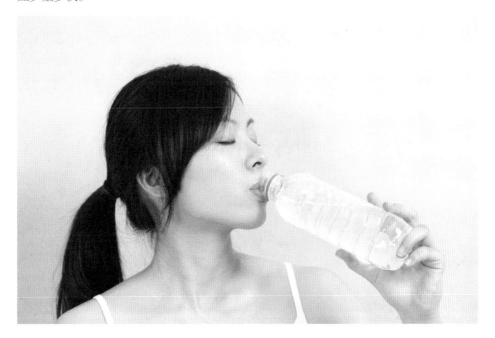

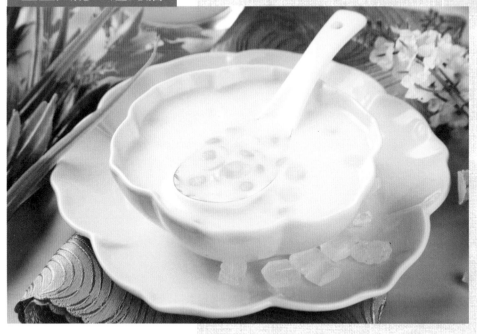

牛奶杏仁露

功效：宣肺理气、养肤润燥。

材料： 牛奶 300 毫升，杏仁 50 克，水淀粉 50 毫升

调料： 冰糖 20 克

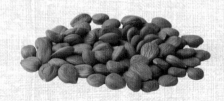

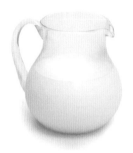

做法：

步骤 1 砂锅中注水烧开，倒入杏仁，拌匀，盖上盖，用大火煮开后转小火续煮 15 分钟至熟。

步骤 2 揭盖，加入冰糖，搅拌至其溶化，倒入牛奶，拌匀，用水淀粉勾芡。

步骤 3 稍煮片刻，搅拌至浓稠状，关火后盛出煮好的杏仁露，装碗即可。

| 适用对象 |
皮肤干燥、咳嗽者。

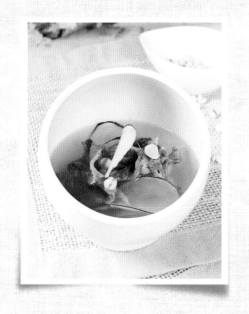

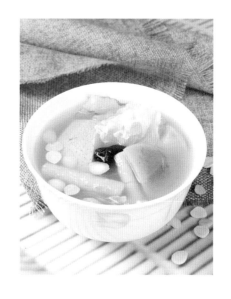

川贝蛤蚧杏仁瘦肉汤

功效：清肺化痰、润肺除燥。

材料：川贝 20 克，甜杏仁 20 克，蛤蚧 1 只，瘦肉块 200 克，海底椰 15 克，陈皮 5 克，姜片少许

调料：盐 2 克

做法：

步骤 1 瘦肉块余水，装盘待用。

步骤 2 砂锅中注入适量清水，倒入所有材料，拌匀，加盖，大火煮开转小火煮 2 小时至有效成分析出，揭盖，加入盐，搅拌片刻至入味。

步骤 3 关火，盛出煮好的汤，装入碗中即可。

| 适用对象 |
皮肤松弛、乏力气喘者。

沙参玉竹雪梨银耳汤

功效：滋肺润燥、敛肺止咳。

材料：沙参 15 克，玉竹 15 克，雪梨 150 克，水发银耳 80 克，苹果 100 克，杏仁 10 克，红枣 20 克

调料：冰糖 30 克

做法：

步骤 1 洗净的雪梨、苹果去核，切块。

步骤 2 砂锅中注入适量清水烧开，倒入所有材料，大火煮开转小火煮 1 小时，加入冰糖，拌匀，加盖，稍煮片刻至冰糖溶化，揭盖，搅拌片刻至入味。

步骤 3 关火后盛出煮好的汤，装入碗中即可。

| 适用对象 |
皮肤干燥、毛孔粗大、心烦者。

木型女人，重在养肝

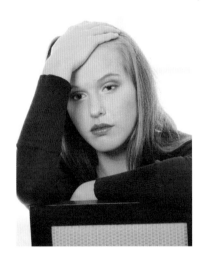

【外观】 皮肤苍白，头小，面长，两肩广阔，腰部挺直，身材小巧，手足灵活。

【性格】 一般都是大方自信的，有卓越的才能，体力不强，多忧虑，做事勤劳。

【适应性】 能耐春夏，不耐秋冬，感受了秋冬寒凉就容易生病。

【容易显老的地方】 有可见的眼纹，眼干涩。

! 注意：较易因劳累过度而消耗肝血、生肝火及肝气郁结，患肝胆系统病症；较易患颈椎病、乳腺增生，容易患腰肌劳损。

女子以肝为先天

肝藏血，主疏泄。肝脏内的血液充足，疏泄功能旺盛，则冲任二脉畅通无阻，不仅月经正常，受孕、妊娠、分娩、泌乳等都会水到渠成。如果肝脏的藏血及疏泄功能失调，任冲二脉闭塞不通，会造成月经紊乱、不孕、白带异常等妇科疾病。另外，泌乳也需要大量的血液供给，肝藏血不足，自然会令乳汁稀少，甚至绝乳。

女人的生理和心理特点，使得她们容易受到七情所伤，导致气机郁滞，这就是中医所说的肝气郁结。气血运行不畅，进而脏腑得不到滋养，各种妇科疾病便会纷至沓来。可见，肝脏决定着女人的健康。

肝脏同样能决定女人的"面子"问题。肝藏血充足，疏泄得力，人体的气血充足、运行畅通无阻，各个脏腑的功能才能正常运行，体内的毒素和垃圾才能排出体外，女人的皮肤自然会白里透红、细嫩光滑、无斑无瑕，秀发乌黑亮泽，身材窈窕动人。

别因这些小习惯伤肝

长期在外就餐

很多女性，特别是单身女性习惯在外就餐，殊不知在外就餐很容易感染肝炎病毒，从而伤害到脆弱的肝脏。临床医学研究发现，在5种肝炎病毒中，甲肝和戊肝病毒均是通过消化道传播的。在外就餐时若不小心接触到了甲肝或戊肝患者使用过的碗筷、餐巾、水杯等，且此类物品如果未经严格消毒，就餐者很容易感染上甲肝或戊肝病毒。因此，建议有长期在外就餐习惯的朋友，应尽可能减少在外就餐的次数。若一定要在外就餐，应到卫生条件较好的正规饭店就餐。

误服药物

俗话说得好"是药三分毒"，肝是人体的解毒工厂，倘若误服或长期大量不合理服药，势必会加重肝脏的负担，肝脏长期在高压下工作功能会受到影响。调查研究发现，能引起肝损伤的药物在200种以上。因此，建议女性平时要谨慎用药，如有需要最好能征求医生的建议，避免私下乱用药。

远离肝脏的杀手：黄曲霉素

黄曲霉素是一种强致癌物质，存在于豆腐乳，以及霉变的大米、花生、核桃、瓜子中，黄曲霉素是很苦的，食用花生、核桃等食物时如果感觉很苦，应马上吐出来，并漱口。另外，用反复用过的油炸制的食物中黄曲霉素的含量较高。

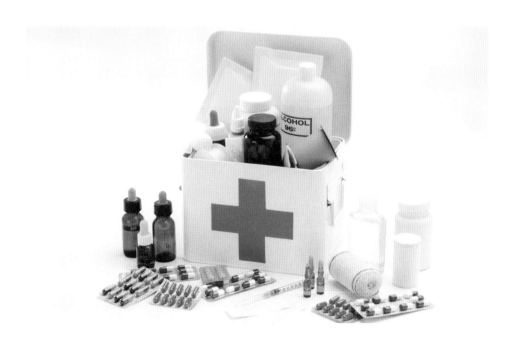

女人要学的养肝生活术

多喝柠檬水

女性平时可以多喝水，尤其是肝脏不好的女性，多喝水可加速身体的新陈代谢的速度，令体内的杂质和毒素顺利排出，减轻肝脏的负担。每天早上起床后可以先喝一杯温热的白开水，根据自己的喜好，尝试着向水中加入柠檬片，柠檬的酸性可以促进肝脏生成胆汁，有利于身体的排毒，每天多喝一些柠檬水，能有效养肝护肝。

经常按摩身体的肝脏部位

当你的身体处于平躺的姿势的时候，你可以尝试着轻柔地按摩肝脏部位或者是胆囊的部位，多加按摩有助于促进肝脏的排毒，促进肝脏部位的血液循环，进而促进全身的新陈代谢。经常按摩可以很好地养肝护肝，尤其是肝脏功能本身就不好的女性可以尝试着多做按摩。

远离烟酒

女性吸烟喝酒对肝脏功能非常不利，抽烟和喝酒会使身体肝脏的排毒功能减弱，非常不利于肝脏排毒和对于肝脏的保护，有肝损伤的女性一定要戒烟戒酒。

多摄入蛋白质修复肝脏

如果你的肝脏受损，那么，你需要多摄入蛋白质营养元素。像鸡蛋、豆腐、牛奶、鱼类、芝麻、鸡肉，这些都是高蛋白的食物，它们含有丰富的蛋白质，能够帮助深入修复肝脏细胞，促进肝细胞的再生。因此，女性朋友们如果肝脏不好，可以多吃高蛋白食物。

补充维生素 E 护肝

维生素 E 可预防肝组织的老化，女性要想保护好肝脏，就要多补充维生素 E。可以多吃些像大豆、植物油、坚果、麦芽等富含维生素 E 的物质。专家建议，健康人每天摄入 12 毫克维生素 E 即可（相当于 2 匙葵花油），杏仁、核桃、花生等坚果 30 ~ 50 克。

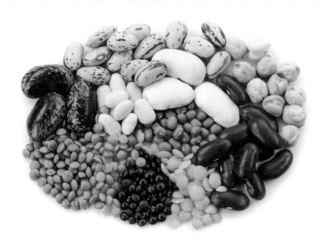

木型人的 4 道药膳

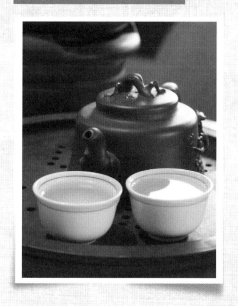

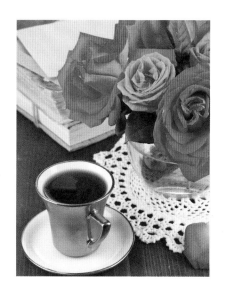

香附郁金蜜饮

功效: 疏肝解郁、理气散结。

材料: 香附 15 克, 郁金 15 克
调料: 蜂蜜适量

做法:

步骤 1 砂锅中注入适量清水, 倒入备好的药材, 拌匀。

步骤 2 盖上盖, 用大火煮约 5 分钟至药材析出有效成分, 揭盖, 捞出药渣。

步骤 3 关火后盛出煮好的药茶, 装入杯中, 调入适量蜂蜜, 待稍微放凉后即可饮用。

| 适用对象 |
眼角皱纹明显、心情不畅者。

玫瑰柴胡糖茶

功效: 疏肝理气、调理情绪。

材料: 干玫瑰花 15 克, 柴胡 15 克
调料: 红糖适量

做法:

步骤 1 砂锅中注入适量清水烧热, 倒入洗净的柴胡, 盖上盖, 烧开后转小火煮约 10 分钟。

步骤 2 揭盖, 撒上备好的干玫瑰花, 再盖盖, 转大火续煮约 1 分钟, 至花香浓郁。

步骤 3 揭盖, 加入适量红糖, 搅拌几下, 煮至红糖溶化, 关火后盛出煮好的花茶, 装在茶杯中, 趁热饮用即可。

| 适用对象 |
乳房胀痛、郁郁寡欢者。

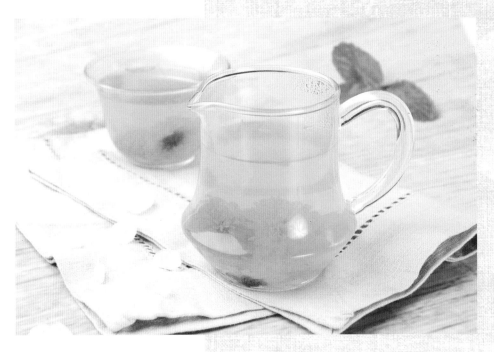

清甜菊花茶

功效：平肝明目、清解肝胆热毒。

材料： 菊花 20 克
调料： 冰糖适量

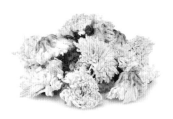

| 适用对象 |
眼睛干涩、头痛、易长痘者。

做法：

步骤 1 取一碗，放入菊花，碗中注入适量清水，清洗片刻，捞出洗好的菊花，沥干水分，装入盘中，待用。

步骤 2 将水壶放在电解养生壶座上，注入适量清水，至 0.4 升水位线处，倒入菊花、冰糖，盖上壶盖，按"开关"键通电，再按"功能"键，选定"泡茶"功能，煮约15分钟至析出有效成分。

步骤 3 茶水煮好，按"开关"键断电，取下水壶，打开壶盖，将煮好的茶倒入杯中即可。

菊花枸杞豆浆

功效：滋补肝肾、明目散热。

材料： 水发黄豆100克，菊花、枸杞各少许

调料： 白糖适量

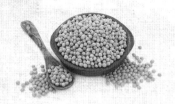

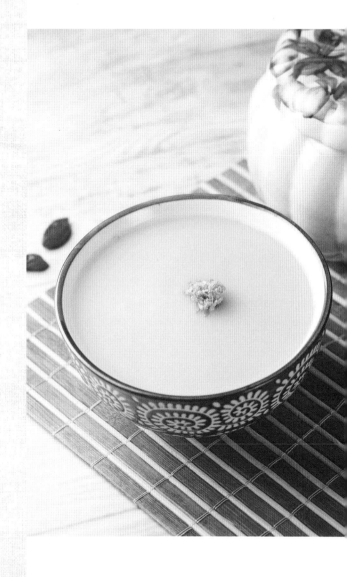

做法：

步骤1 将已浸泡8小时的黄豆放入碗中，注入适量清水，用手搓洗干净，把洗好的黄豆倒入滤网中，沥干水分，待用。

步骤2 取豆浆机，倒入备好的黄豆、菊花、枸杞，加入适量白糖，注入清水，至水位线即可。盖上豆浆机机头，选择"五谷"程序，再选择"开始"键，开始打浆，待豆浆机运转约20分钟，即成豆浆。

步骤3 断电后取下豆浆机机头，将打好的豆浆倒入滤网中，滤取豆浆，把滤好的豆浆倒入碗中，待稍凉后即可饮用。

| 适用对象 |

眼睛干涩、眩晕、皮肤干燥者。

水型女人，重在养肾

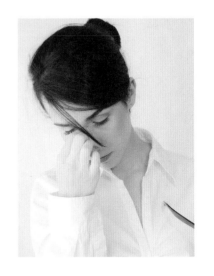

【外观】皮肤黑，体形较胖，偏矮，头大，面部凹陷，腮部较宽，下巴呈菱形，两肩狭小，腹部宽大，头发密而黑，手足好动，走路时摇摆身体，腰长，背部的长度也超过一般人。

【性格】个性霸道，不讲理，大胆。

【适应性】能耐秋冬，不能耐春夏，感受了春夏温热气候就容易生病。

【容易显老的地方】头发干枯或脱发，皱纹早生，有黑眼圈。

! 注意：容易患卵巢囊肿；容易患月经不调；容易脱发，出现黑眼圈，腰膝酸软。

养肾，就是对自己的容颜负责

中医认为肾主藏精、主水、主纳气、主生殖、主骨生髓，开窍于耳，其华在发。由于肾藏有先天之精，为脏腑阴阳之本，也是人体生长、发育、生殖之源，是生命活动之根本，故中医称肾为"先天之本"。

肾为女子美丽之根，中医认为，肾主藏精，精能化血。女性肾精充足则精血旺盛，人体各处才能得到充足的血液滋养。表现在外则是面如桃花、唇红齿白、秀发乌黑亮丽、皮肤洁白有光泽、身姿曼妙。肾虚则会导致精血不足，气血生成动力不足，或因为肾虚不固，不能统摄经血，这样不但会打乱了女性正常的生理规律，而且也会造成体内的血气供养不够，容颜得不到滋养。因此，女人养生美容要重视养肾，只有肾健康，血气充足，身体才会充满活力，美丽才会不打折扣。

女性养肾的 3 个黄金时期

青春期：戒冷饮暖子宫

女性在青春期必须抓紧时机养好子宫，注重温暖子宫，在经期切忌喝冷饮或吃生冷食物，以免损耗肾气。如果年轻时有喝冷饮的习惯，刚开始可能有痛经的症状，之后则容易演变为经血逆流，产生妇科疾病或肿瘤。

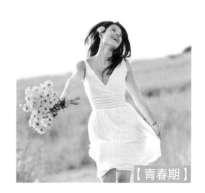
【青春期】

所以少女初潮后，若能护好子宫，身体功能就会正常。体内肾气充足，精血旺盛，人就不容易老，养肾护宫，才能相得益彰。

育龄期：疏通经络保肾气

25～40岁的女性，多半会同时面临进入社会工作、结婚生子等压力，造成体质气血郁结，肾气虚弱。

肾气虚弱时，人做什么事都容易提不起劲，伴随亚健康的状况。不但包括动不动就腰酸背痛，眼睛也比一般人更容易干涩胀痛，而且记忆力及睡眠明显变差。外观上则是皮肤干涩、长斑、头发稀疏，这样看上去就给人衰老的感觉。

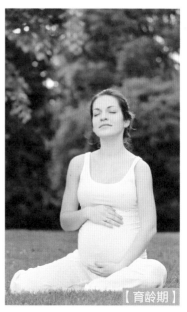
【育龄期】

由于种种的生活压力容易造成体质郁结，所以这个时期的保养重点在于经络疏通。注重平日保持规律运动并辅以穴位按摩，保持气血的畅通，有助于五脏的濡养，不耗损肾气。在气血平和的状态下也能够预防卵巢早衰。

更年期：顺应四时养肾气

50岁前后，面临更年期的到来，体内津液渐渐流失，造成肾水不足，肾气处于一种相对低含量的阶段，更应注重不断地调补肾气，才能延续青春。

基本而重要的就是，顺应四季规律调养，维持生活的平衡，做到均衡饮食、适量运动、进食滋阴养血的营养品，不妨培养兴趣，做让自己开心的事，来达到调补肾气的目的。

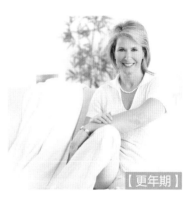
【更年期】

超简单的养肾、强肾方法

饮食保肾

能够补肾的食物有很多。除了黑芝麻、黑木耳、黑米、黑豆等黑色食物可养肾外，核桃、韭菜、虾、羊腰等也可以起到补肾养肾的作用。

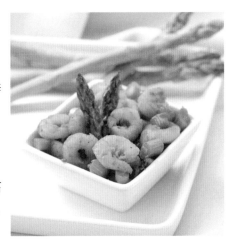

警惕药物

不论中药还是西药，都有一些不良反应，有的药物常服会伤肾，所以在用药时要提高警惕，要认真阅读说明书，需服用某种药物时，要咨询相关专家。

运动养肾

生命在于运动。通过运动养肾纠虚，是值得提倡的积极措施。这里介绍一种有助于养肾纠虚又简单易学的运动方法：两手掌对搓至手心热后，分别放至腰部，手掌向皮肤，上下摩擦腰部，至有热感为止。可早晚各做一遍，每遍约 200 次。此运动可补肾纳气。

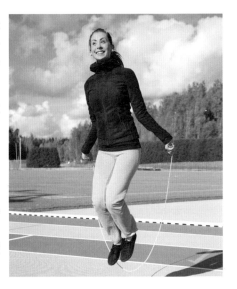

吞津养肾

口腔中的唾液分为两部分：清稀的为涎，由脾所主；稠厚的为唾，由肾所主。你可以做一个实验，口里一有唾液就把它吐出来，不到一天时间，就会感到腰部酸软，身体疲劳。这反过来证明，吞咽津液可以滋养肾精，起到保肾的作用。

睡眠养肾

充足的睡眠对于气血的生化、肾精的保养起着重要作用。临床发现，许多肾功能衰竭的患者有长期熬夜、过度疲劳、睡眠不足的经历。因此，不要过度熬夜，养成良好的作息习惯，早睡早起，有利于肾精的养护。

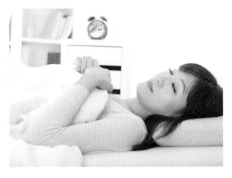

有尿不要忍

膀胱中贮存的尿液达到一定程度，就会刺激神经，产生排尿反射。这时一定要及时如厕，将尿液排干净。否则，积存的尿液会成为水浊之气，侵害肾脏。因此，有尿时就要及时排出，这也是养肾的最好的方法之一。

避免劳累，节房事

体力劳动过重会伤气，脑力劳动过重会伤血，房劳过度会伤精。因此一定要量力而行，劳作有度，房事有节，这样才有助于养肾护肾精。

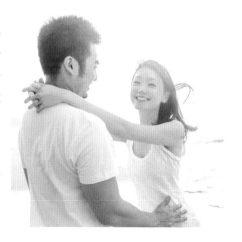

护好自己的双脚

足部保暖是养肾的一种方法。这是因为肾经起于足底，而足部很容易受到寒气的侵袭。因此，足部要特别注意保暖，睡觉时不要将双脚正对空调或电扇，不要赤脚在潮湿的地方长时间行走。

饮水养肾

水是生命之源。水液不足，则可能引起浊毒的留滞，加重肾的负担。因此，定时饮水是很重要的养肾方法。

大便要畅通

大便不畅，宿便停积，浊气上攻，不仅使人心烦气躁、胸闷气促，而且会伤及肾脏，导致腰酸疲惫、恶心呕吐。因此，保持大便通畅，也是养肾的方法。大便难解时，可用双手手背贴住双肾区，用力按揉，可激发肾气，加速排便；行走时，用双手背按揉肾区，可缓解腰酸症状。

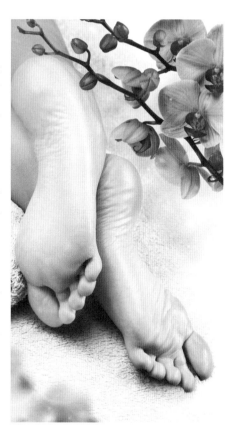

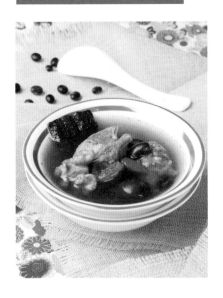

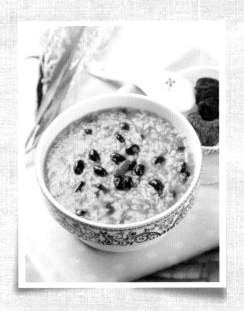

杜仲枸杞骨头汤

功效：益肾补气、强筋健骨。

材料：杜仲 12 克，枸杞 9 克，核桃仁 15 克，黑豆 30 克，红枣 3 枚，筒骨 200 克

调料：盐适量

做法：

步骤 1 将黑豆泡发 1 小时，枸杞、杜仲、红枣泡发 10 分钟，筒骨余水。

步骤 2 砂锅中注入适量清水，倒入除枸杞以外的食材，大火烧开转小火煮 100 分钟后，倒入枸杞，小火续煮 20 分钟。

步骤 3 揭开锅盖，加入适量盐，搅匀调味，将煮好的汤盛出装入碗中即可。

| 适用对象 |
骨质疏松、乏力疲倦者。

地黄牛膝黑豆粥

功效：滋肾阴、补精益髓。

材料：粳米 100 克，黑豆 60 克，牛膝 12 克，生地黄、熟地黄各 15 克

调料：盐适量

做法：

步骤 1 备一干净药袋，装入牛膝、生地黄、熟地黄。砂锅注水，放入药袋，大火煮开后转中火续煮 15 分钟后取出。

步骤 2 放入泡好的粳米，倒入泡好的黑豆，拌匀，盖上盖，用大火煮开后转小火续煮 30 分钟至食材熟软。

步骤 3 揭盖，放盐，搅拌一下，关火后盛出煮好的粥，装碗即可。

| 适用对象 |
腰酸背痛、脱发、心烦者。

黄精首乌茶

材料： 何首乌 20 克，黄精 15 克，桑寄生 10 克

调料： 蜂蜜适量

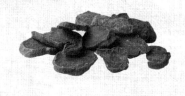

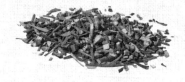

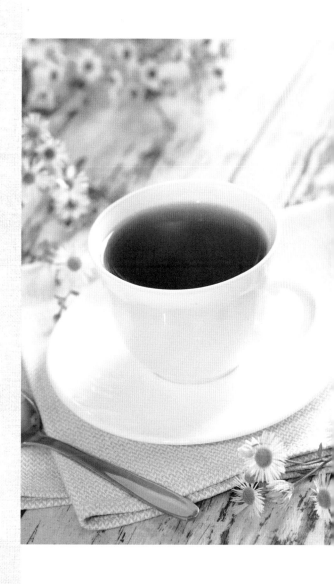

做法：

步骤 1 砂锅中注入适量清水烧开，放入备好的药材。

步骤 2 盖上盖，煮沸后用小火煮约 20 分钟，至其析出有效成分。揭盖，转中火拌匀，略煮片刻。

步骤 3 关火后盛出煮好的药茶。滤取茶汁，装入茶杯中，调入蜂蜜，趁热饮用即可。

| 适用对象 |

黑眼圈严重、脱发、尿频腰酸者。

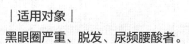

火型女人，重在养心

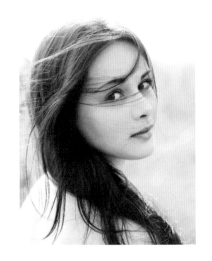

【外观】皮肤偏红，脊背宽阔，背部肌肉丰满，头小，面瘦，肩背臀腹各部发育均匀。

【性格】对事物理解和反应敏捷，做事有气魄，爱漂亮，性情急躁。

【适应性】能耐春夏，不能耐秋冬，感受了秋冬寒凉气候就容易生病。

【容易显老的地方】长痘痘，面部油腻，面红。

! 注意：较易患口腔溃疡、高血压、心脏病、脑卒中等心脑血管疾病，较易患小肠系统病症，容易心火亢盛、心情烦躁，出现失眠、心慌等。

形神兼备的漂亮女人先养心

心在五脏中居于首要地位，对脏腑功能活动起着主宰的作用，故中医称心为"君主之官"。心脏的统领作用在于它对血液循环的控制。《素问》中说"心藏血脉之气"，这个"气"，就是推动血液循环的动力，也是调养气血的"气"。中医认为，"气行则血行"，人全身的血液都需要气的推动，血液的运行主要靠心气推动。

中医认为，心脏依赖于心气、心阳的推动和温煦作用，以及心血、心阴的营养和滋润作用，才能维持正常的功能，保证血液的正常运行。如果心的气、血、阴、阳不足或失调，就会影响心脏的正常搏动而使得人体血液运行异常，身体健康受到威胁，皮肤毛发也就得不到很好的滋养而失去光彩。

那些心脏中意的食物

中医有很多养心之法，其中通过饮食来补心、养心是非常普遍的做法。平时要注意营养均衡，不要偏食挑食，饮食不要过于肥甘、精细，晚餐不要过迟，还要注意戒烟限酒。

这里给大家推荐一些养心食物：

红色果蔬：《黄帝内经》中说"红色补心"。现代医学也证明草莓、樱桃、杨梅、番茄等红色食品中含有番茄红素、铁和部分氨基酸。尤其是铁元素，对保护心脏尤其重要。常吃红色果蔬可以帮助女性补血，还能够让血液在身体里更加畅通无阻，从而降低心脏病的患病概率。

龙眼：有养心安神、滋阴补血的功效，适合体弱多病、心悸失眠、面色无华的女性平时进补。

大蒜：大蒜刺鼻的味道让它成为很多女性拒绝食用的食物之一，但是对于心脏来说，大蒜确实是无法取代的佳品。它不但能够清除有损心脏的胆固醇，还可以降低引起心脏病的低密度脂蛋白，有效地降低血小板的黏滞性，防治血液凝固，预防血栓形成。

奇异果：奇异果可以补充人体内大量的维生素C，还含有大量的精氨酸，不但具有软化血管、防止血栓的作用，还能有效地改善血液的流动性，保证心脏的健康"运转"。研究表明，每天吃2～3个奇异果可以降低血浓度、降低血脂含量，有益于心脏健康。

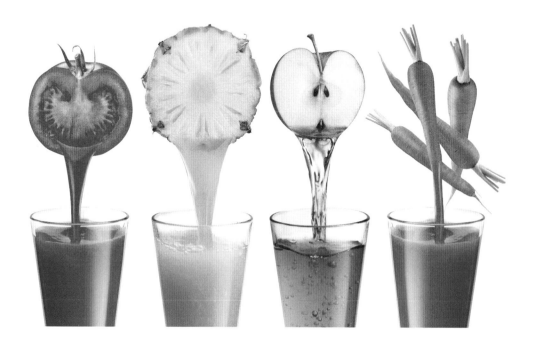

用有氧运动给心脏"加油"

散步

　　散步是一种简单易行、轻松愉快的全身性运动，适合各个年龄阶段的人。这里所说的散步，是要保持全身的放松，配合均匀地呼吸，尽量保持深呼吸状态的一种运动形式。因为深呼吸可以为身体各组织器官提供充足的氧气，提高呼吸系统的功能，帮助我们促进食物的消化和吸收，还能够促使人的大脑保持清醒的状态，使下肢矫健。

　　经常散步，可以防治高血糖、高脂血症、高血压、冠心病、动脉硬化、脑卒中后遗症等心脑血管疾病，还能对骨质疏松症、颈腰椎病、肥胖症、神经衰弱、抑郁症、便秘、免疫力低下等疾病起到一定的缓解作用。

　　一般散步时的速度以 60 ~ 90 步 / 分钟为宜，每次走 20 ~ 30 分钟，以平坦路面和爬坡攀高交替进行，做到快慢结合、有条不紊，对锻炼心肺功能大有益处。

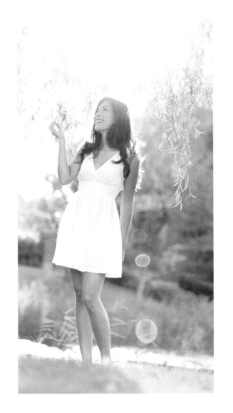

快步走

　　快步走能够增强心血管功能，使人健康长寿，当人在快步走的时候，步频比慢跑快，摆臂的幅度和力量也比较大，从而增加了能量的消耗。

　　如果能够长期地坚持快步走，对下肢的静脉曲张也有较好的疗效，因为腿部的肌肉快速而有力地收缩，可以将扩张了的静脉中的血液压回心脏。

　　肌肉松弛、脂肪堆积很多的人，关节的负担会相应地增加，如果经常练习快步走，不仅可以避免一些运动器官的劳损，而且还能够增强心血管的功能。

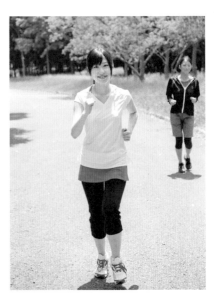

骑自行车

经科研人员测定,骑自行车至少能够牵动人体下肢3对关节和26对肌肉,其中以髋、膝、踝关节等有关器官收益最大。在快速骑自行车的过程中,肺通气量可由平时的4～6升／分,增加到40～42升／分。如果是在清晨进行骑自行车的运动,还能够使人在夜晚加深睡眠,减少患心血管疾病的概率。

骑自行车对身体健康有很多好处,主要的是对改善心血管健康有很大帮助。研究显示,习惯骑自行车上班的人较不骑车上班的人心血管功能提高了3%～7%。骑自行车时要使用腿部大肌肉群,提升了心率,从而有利于改善体力和耐力。

健身跑

健身跑是一种消耗热量比快步走和散步都要多得多的运动,是采用较长时间、慢速度、较长距离的有氧锻炼方法。健身跑技术简单、易掌握,且不受场地、器材限制,男女老少均可参加,对身体的调节能起到很大的帮助。

研究发现指出,如果脑力劳动者每天进行健身跑60分钟,那么剩下的23个小时可以使心脏得到更好的休息和保养,对心脑血管疾病也能起到一定的预防作用。

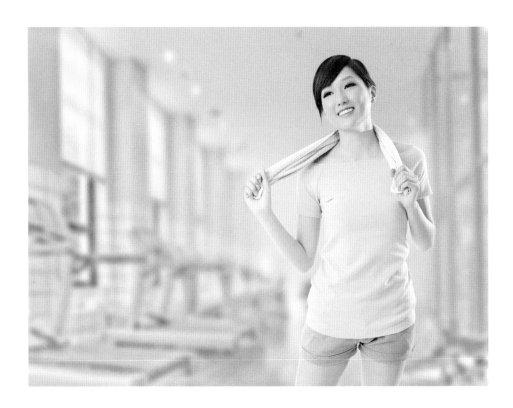

火型人的 3 道药膳

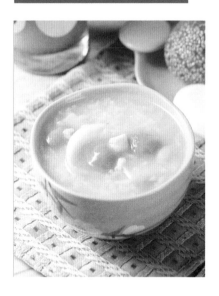

龙眼百合茯苓粥

功效：补心脾、益气血。

材料： 水发大米100克，龙眼肉、鲜百合、茯苓各少许

调料： 盐少许

做法：

步骤 1 砂锅中注入适量清水烧开，倒入洗净的大米，搅拌均匀，用大火煮沸，放入备好的龙眼肉、茯苓，盖上盖，转小火煮约30分钟至大米熟软。

步骤 2 揭开盖，倒入洗净的鲜百合，转大火后略煮片刻，加入少许盐，搅匀至入味。

步骤 3 关火后盛出煮好的粥即可。

| 适用对象 |
面红浮肿、失眠者。

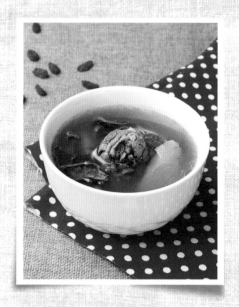

枣仁补心血乌鸡汤

功效：养血安神、滋阴。

材料： 酸枣仁15克，山药12克，枸杞、天麻、玉竹各9克，红枣6枚，乌鸡200克

调料： 盐2克

做法：

步骤 1 将酸枣仁装进隔渣袋与红枣、玉竹、天麻、山药泡发10分钟，枸杞单独泡发10分钟，乌鸡块余除血水。

步骤 2 砂锅注水，倒入除枸杞外的食材，大火煮开后转小火续煮100分钟，加入泡好的枸杞，煮约20分钟。

步骤 3 加入盐调味，关火后盛出即可。

| 适用对象 |
失眠、心悸、颜面潮红者。

龙眼五加茶

功效：强心安神、活血化瘀。

材料： 刺五加 15 克，丹参 15 克，龙眼 15 克

调料： 蜂蜜适量

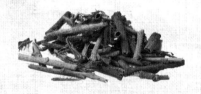

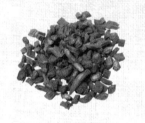

做法：

步骤 1 砂锅中注入适量清水，用大火烧开，倒入洗好的药材。

步骤 2 盖上盖，烧开后用小火煮约 20 分钟，至药材析出有效成分，揭盖，搅拌匀，用中火续煮片刻。

步骤 3 关火后盛出煮好的药茶，滤取茶汁，装入茶杯中，调入蜂蜜，趁热饮用即可。

| 适用对象 |

心悸、胸痛、失眠者。

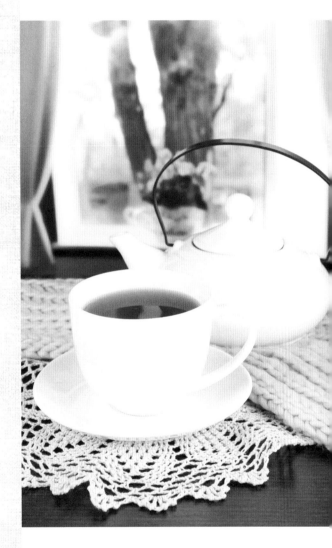

土型女人，重在养脾

【外观】皮肤黄，头大，面圆，肩背壮健，腰粗，手足不大，肌肉丰满，全身各部均匀。

【性格】内心安定，喜欢做有利于他人的事，不喜欢权势，爱依附于人。

【适应性】能耐秋冬，不能耐春夏，感受了春夏温热气候就容易生病。

【容易显老的地方】有雀斑，皮肤暗黄。

! 注意：脾虚易导致身体懒惰，不爱运动，容易肥胖，天生胃强脾弱，比较能吃但消化力弱；容易患"三高"，即高血压、高脂血症、高血糖；易患腹胀、腹泻等疾病。

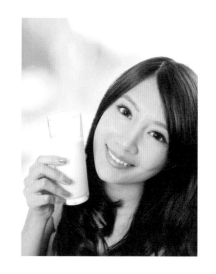

你知道吗？衰老从脾虚开始

活到某个岁数，开始有点身不由己时，你会发现熬夜后，皮肤变干、变松弛、精神难以集中，第二天补一觉也不一定有起色，要好几天才会复原。

从哪天开始，你可能就会慢慢关注到自己脸上的岁月痕迹，原本洁白靓丽的面颊变暗黄了，脸蛋也有点下垂，这其实是在暗示你的脾胃出现了问题，要正视，免得衰老加速。有时候，对女人来说的残酷衰老症状，是从脾气虚弱开始的。

中医所说的脾，并不仅仅是解剖学上的脾脏，而是与西医理论里消化系统相似，负责吸收、分解营养，再输送到其他部分。因此，脾胃受损，就等于营养的运输功能欠佳，而所谓的气虚是说身体各个组织器官的功能不足，在身体各部分则会出现各种不同的健康问题。

出现这些症状，你可能脾虚了

脾气虚，皮肤枯

中医所言"脾为后天之本，气血生化之源"，说明我们在出生以后，都是依赖脾胃的消化吸收及转化功能，身体才能摄取饮食中的营养，而脏腑得到濡养，身体各部分才能顺畅地工作。《黄帝内经》有云："七十岁，脾气虚，皮肤枯。"说明脾气一虚，皮肤就会变得枯黄没有光泽，所以养好脾胃就是抗衰老的好办法。

血液循环差，常感觉疲惫

当脾胃差时血液循环欠佳，大脑的供血不足而导致大脑欠清醒，反应变慢，加上感觉疲惫，会导致说话缓慢，反应迟缓。

肌肉少，面浮肿

中医有"脾主肌肉"一说，脾胃虚弱的人，其肌肉量出奇的低，皆因身体未能够吸收足够的营养。脾胃虚弱可同时反映在瘦削的人和肥胖的人身上，瘦削的人脾虚易腹泻，即使吃很多也不长肉，不肥却松弛。而肥胖者属虚胖一族，脂肪比例远高于肌肉，无论面部还是身体都呈浮肿状态。

消化不好，营养不良

人体依赖脾胃把吃进去的食物充分地消化、吸收、转化成营养物质，濡养身体各部分。当脾胃受损，运作不顺畅时，尽管以营养丰富、搭配合理的食物补充，身体也不能吸收，造成营养欠佳，必须要健脾才能改善。

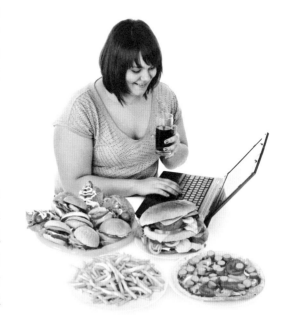

脾虚湿盛，笨拙沉重

体质属痰湿型的人大多是脾虚，这类人水液运行不畅，身体浮肿圆润，而身形越是累赘偏肥越是懒惰不想动，形成浮肿、痰多的症状。加上日常多爱吃甜食及暴食，形成恶性循环。脾胃承受不了负荷，便会出现食欲差、腹胀、腹泻等症状。

养脾先健脾，健脾小秘术

食补养脾，不吃贵的只吃对的

假如你的脾罢工了，该怎么安抚它呢？用饮食调理，把它养起来，就能达到健脾开胃的目的。脾胃不可受饿，可以给它吃各种各样的美味食物，如粳米、糯米、锅巴、番薯、薏米、红枣、莲子肉、山药等都可以健脾养胃。

运动健脾最健康

运动是万能的方法！依靠适当的运动来帮助我们的"脾气"活动起来，这样就可以增强脾的运化功能。办公室忙碌的人们可用仰卧起坐的方法，在每天起床和入睡前做20～40次仰卧起坐。也可以用"摩腹功"按摩，即仰卧于床，以脐为中心，顺时针用手掌旋转按摩约20次。

刺激脾经，两种方法任你挑

从中医角度来看，一般脾胃功能强的人，站立时脚趾抓地也很牢固，因此，如果你脾胃功能不好，不妨锻炼锻炼脚趾。站立或坐姿，双脚放平，紧紧地贴着地面，脚趾练习抓地和放松，相互交替，这样能对小腿上的脾经起到很好的刺激作用。

按摩小腿也是一个很好的养脾方法。小腿集中了脾胃经的不少穴位，如足三里、阴陵泉。将小腿从上到下依次按摩，力度以能够承受为宜，按后觉得舒服就行了，不要在过饱和过饿时按摩。

食盐温脾，时尚又健康

这是一种时髦而健康的温脾方法，在中医上，盐分可调体内元气，并且有驱寒的作用。在厚厚的纱布袋内装上炒热的食盐100克，置于脐上三横指处。或者也可以用肉桂粉3克、荜拨粉10克、高良姜粉10克，装入袋内，夜间放在脐上。这两种方法都可以起到养脾的作用。

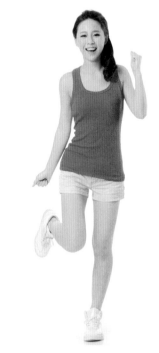

让"脾气"随音乐舞动

"脾在志为思"，思虑少了，脾才会舒服，脾舒服了，人也就轻松了。音乐养生古已有之，或振奋，或安静，或细水长流，或热情似火，它能够放松身体肌肉，促进脾胃功能。

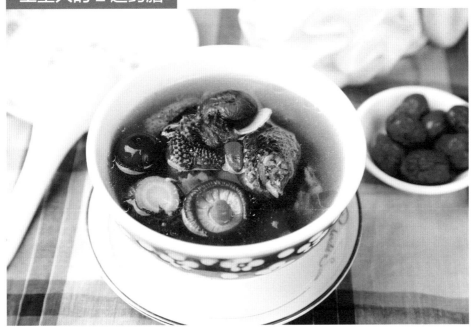

洋参黄芪养生汤

功效：健脾益气、生血摄血。

材料： 西洋参12克，黄芪15克，茯苓12克，枸杞9克，红枣6枚，小香菇20克，乌鸡200克
调料： 盐2克

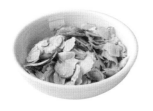

做法：

步骤1 将茯苓、黄芪装入隔渣袋，扎紧袋口备用。锅中注入适量的清水大火烧开，倒入乌鸡块，搅匀汆煮去除血水，捞出，沥干水分，待用。将所需泡发的食材均泡发好，装入碟子待用。

步骤2 砂锅中注入适量清水，倒入乌鸡块，放入泡发好的红枣、隔渣袋，再放入西洋参、小香菇，搅拌匀，盖上锅盖。开大火煮开转小火煮100分钟。揭开锅盖，放入备好的枸杞，搅拌匀，盖上锅盖，小火续煮20分钟。

步骤3 揭开锅盖，加入盐，搅匀调味，将煮好的汤盛出装入碗中即可。

| 适用对象 |
月经不调、子宫脱垂、面黄者。

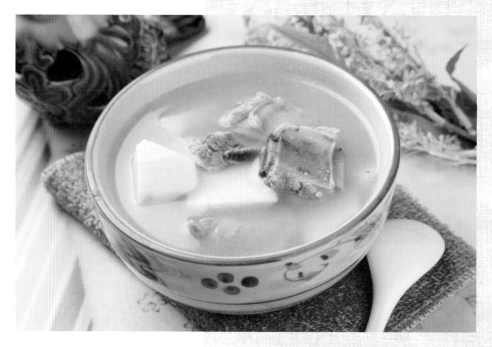

健脾山药汤

功效：健脾养胃、促进消化。

材料： 排骨 250 克，姜片 10 克，山药 200 克

调料： 盐 2 克，料酒 5 毫升

做法：

步骤 1　锅中注入适量清水烧开，放入切好洗净的排骨，加入少许料酒，拌匀。氽煮约 5 分钟至去除血水及脏污，捞出氽好的排骨，装盘待用。

步骤 2　砂锅中注水烧开，放入姜片，倒入氽好的排骨，加入料酒，拌匀，盖上盖。用小火煮30 分钟至排骨八九成熟，揭盖，放入洗净切好的山药，拌匀，盖上盖，用大火煮开后转小火续煮 30 分钟至食材入味。

步骤 3　揭盖，加入盐，拌匀，关火后盛出煮好的汤，装碗即可。

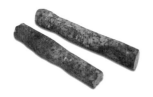

| 适用对象 |
消化不良、面无血色者。

第三章

女人最关切的妇科问题，中医教你这样解决

要保养，必先攻克烦人的妇科疾患，中医帮你找到病因，缓解不适，用天然的膳食调养，达到祛病的目的。

不按常理出牌的"大姨妈"

经期种种异常

判断月经是否正常必须考虑周期天数、经期天数、月经血量、经血颜色、经血质地及经期前后不适症状等因素。

NO.1 月经周期

正常的月经周期相隔天数计算法，是从经血第一天至下次月经再来的第一天，一般天数为 25 ~ 35 天，但也有两个月、三个月甚至一个季度才来月经，只要周期规律，都属正常范围。当周期低于 21 天，以中医的说法是属于月经先期，即月经提前，多数为燥热体质；若周期大于 35 天，且有一直向后拖延的趋势，则为月经后期，多属寒湿体质。

NO.2 经期天数

一般月经天数为 3 ~ 5 天，不超过 7 天为宜；少于 3 天则为经期过短，长于 7 天以上则为经期过长。

NO.3 月经血量

正常月经周期的排血量，平均为 25 ~ 50 毫升，通常以第二天的血量最多，之后逐渐减少至干净；当经血量大于 80 毫升，则为月经过多，容易引起贫血，若经血量少于 25 毫升，则为月经过少。简易的判断方式为以量最多日来计算，一天卫生巾湿到必须换超过 6 片则是太多，少于 3 片则是太少。

NO.4 经血色、质

月经血是离开血管的血液，正常颜色为暗红色，当血量过多或属热性体质，颜色则为鲜红色；寒性体质则经血为异常的咖啡色或棕黑色，都是不正常的颜色。月经除了包含血液外，还包含子宫内膜碎片、子宫颈黏液及脱落细胞，一般均为黏液、不会凝固，所以应该是没有血块，但当经血过多、子宫过寒或气血循环不畅，才容易出现血块。

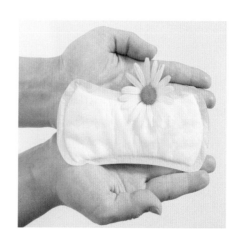

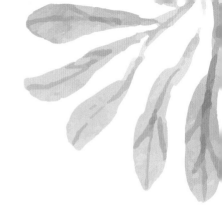

烦人的经前症候群

从中医的角度看，经前症候群主要发生在情绪紧绷的压力族。每逢经期情绪经常不稳定，如果属易上火体质者，容易出现心烦气躁、青春痘、失眠、便秘等病症；而血液循环不佳的虚冷体质者，容易出现十分疲劳、全身浮肿、排便软、拉肚子、非常怕冷等症状。一般而言，这些症状若能在月经来之前求医诊治，透过补气养血、清热凉血、健脾除湿、行气活血等方法，服用中药、针灸，均可以减轻月经来时不舒服的情形。

压力族易犯此症

情绪郁闷、心情紧张、焦虑不安的女性，是罹患经前症候群的高危人群。因长期处于内在或外来的压力下，会导致气血循环变差，诱发最常出现的情绪异常、消化不良、各种酸痛症状、乳房胀痛、头痛、腹痛及神经紧张等症状。

上火族易犯此症

习惯性熬夜、喜欢吃辛辣烧烤油炸食品这两种行为会产生上火热症，如脾气暴躁、心悸失眠、发热口疮、流鼻血、长痘、月经过多、排便不畅、便血等症。

受寒族易犯此症

时常吃生冷寒凉食物、洗头不喜欢吹干、常洗冷水澡这些行为会造成阳气虚弱，产生头晕头痛、腹痛腹泻、四肢浮肿等寒冷症状。

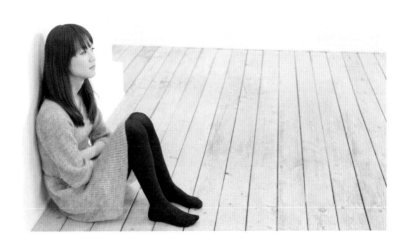

经常痛经有大问题

很多女性都害怕月经的到来，因为月经来临时痛经往往也会发作。痛经是指女性在经期时候出现的腹痛不止的情况，这种情况在女性中出现的比例还是很大的，比较常见。最主要的症状就是腹痛难忍，同时还有坐卧不宁、面色苍白、四肢厥冷等症状，腹部感觉有一股寒意；严重的不能进行正常的工作学习，需要卧床休息。中医将痛经分为以下几种类型：

肾气亏损型

经期或经后小腹隐隐作痛，喜按，月经量少、色淡质稀，头晕耳鸣，腰酸腿软，小便清长，面色晦黯；适于食用当归、巴戟天、山药、阿胶、核桃等。

气血虚弱型

经期或经后小腹隐痛喜按，月经量少、色淡质稀，神疲乏力，头晕心悸，失眠多梦，面色苍白；适于食用糯米、龙眼、红枣、红豆、蜂蜜。

气滞血瘀型

经前或经期小腹胀痛拒按，胸胁、乳房胀痛，经行不畅，经色紫黯有块，块下痛减；适于食用佛手瓜、陈皮、白萝卜、益母草、山药。

寒凝血瘀型

经前或经期小腹冷痛拒按，得热则痛减，经血量少、色黯有块，畏寒肢冷，面色青白；适于食用羊肉、韭菜、生姜、花椒、红糖。

湿热蕴结型

经前或经期小腹灼痛拒按，痛连腰骶，或平时小腹痛，至经前疼痛加剧，经量多或经期长，经色紫红、质稠或有血块，平素带下量多，黄稠臭秽，或伴低热，小便黄赤；适于食用黄瓜、冬瓜、芹菜、芥蓝、小白菜。

关于月经的 5 大传言

NO.1 经期不可以洗头？

中医认为，消化吸收来的营养精华都会输送到头部，当头部气血充沛，就能抵御风寒。经期可以洗头，但需在浴室完全吹干，而且不宜晚上洗头，因晚上气温较低，头发不易完全吹干，长期下来容易引起俗称的"头风"。气血虚弱者应尽量避免洗头。

NO.2 经期不能进补？

在排血的经期，首先应注重经血的顺畅排出，若排出不畅，可能成为日后经期不顺的病因。而排血过多会造成失血过多致虚弱，若误食姜块、料酒过多的补汤，容易造成流血过多的后遗症，不但未达进补目的，反而会伤身，所以经期应以正常饮食为佳，不宜自行进补。

NO.3 经期吃甜食不容易胖？

部分女性在经期来临的前一周会因水分潴留而增加 0.5 ~ 1.0 千克的体重，经期结束水分排出后就会恢复正常体重，因此以为吃巧克力或是甜食不容易发胖，其实是假象。中医认为"甘能缓急"，所以吃巧克力或是甜食可以缓解部分痛经，但若量太多还是会发胖的。

NO.4 经期不能喝茶、吃油炸物？

茶叶性寒凉，气血虚弱、月经量太少、容易痛经、身体酸痛的寒性体质者，经期不宜喝茶，以免寒上加寒；油炸物属于燥热食品，容易造成心悸失眠、发热口疮、月经量过多、皮肤粗糙、便血等火热体质者，经期不宜食用，以免火上浇油。

NO.5 女人生完孩子就不会痛经？

痛经原因不同，所以发作的时间也不尽相同。原发性痛经从初潮开始就出现痛经，怀孕期间子宫变大，气血循环顺畅，生完孩子后就不痛；生完孩子后更痛，或者一开始不痛，过 4 ~ 5 年开始痛经，常见于子宫巧克力囊肿、盆腔炎等继发性痛经患者。

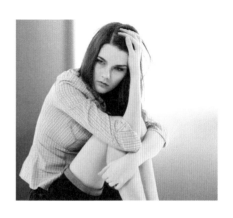

月经异常日常调养三部曲

　　每次来大姨妈就是女人坐"小月子"的开始！怎么使月经恢复正常？女性在日常生活中要做好保健工作，多次的人流或人流术中刮宫过重，容易损坏子宫内膜基底层，使得子宫内膜过薄或增生不足，引起子宫内膜炎或宫腔粘连，导致月经异常；若月经异常是由妇科疾病所致，那么就要及时治疗妇科疾病。女性月经还受复杂的神经内分泌系统调节，情绪紧张、环境改变、服用药物等都会使月经周期和月经量发生变化。

经前调养这样做

　　虚冷体质：宜多吃属性平和或温暖的食物，如莲子、山药、红豆、玉米、牛肉、桃子等。

　　燥热体质：宜多吃属性凉润的食物，如杏鲍菇、银耳、鸭肉、丝瓜、香菇、番茄等。

　　情绪紧张：宜多吃舒缓的食物，如鱼肉、黄花菜、百合、大麦茶、玫瑰茉莉花茶等。

经期调养这样做

　　饮食方面：不可以喝冰冷饮料，不吃生冷蔬菜，水果宜退冰，以免受寒使经血排出不畅；不可以吃油炸及辛辣刺激物，或添加姜块、料酒过多的菜品，否则可能造成经血过多、经期过长。

　　生活方面：应避免激烈运动或劳动，不宜跑步、久站或行走太久，以防经血过多、经期延长或未到更年期就停经；月经期间应定时换卫生巾，保持外阴部清洁，禁止泡澡。

　　热敷按摩：用热敷包或热毛巾热敷下腹部约30分钟，可温经散寒、缓解疼痛；将手掌搓热后覆于下腹，按摩至局部发热。

经后调养这样做

　　饮食方面：生殖系统未发现肿瘤的女性，可于每次月经结束后，根据个人体质，及时服用3～5剂的加味四物汤，补充经期流失的血液，能使身体保持旺盛的气血，加上适当食用鸡肉、牛肉等优质动物蛋白，补血效果更佳；已有肿瘤的女性仍可以补血，但不宜食用传统的四物汤，需在吃补血药的同时，添加消除肿瘤的药物，否则可能导致肿瘤成长。

经期的 2 道调理药膳

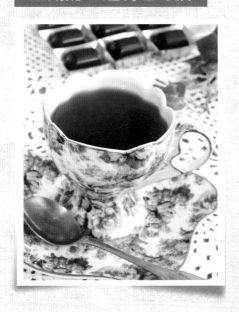

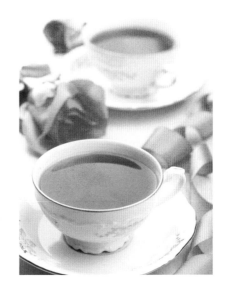

益母姜糖饮

功效: 调经止痛、活血祛寒。

材料: 益母草 7 克, 姜片 10 克

调料: 红糖适量

做法:

步骤 1 砂锅中注入适量清水烧开, 倒入洗净的生姜、益母草, 拌匀, 加盖。大火煮 5 分钟至析出有效成分。

步骤 2 关火后继续闷 5 分钟, 揭盖, 加入红糖, 稍稍搅拌至红糖溶化。

步骤 3 盛出煮好的茶, 装入杯中, 稍凉后即可饮用。

| 适用对象 |
经期小腹痛、手脚冰凉者。

玫瑰益母草调经茶

功效: 活血调经、疏肝理气。

材料: 玫瑰花 3 克, 益母草 7 克

调料: 红糖适量

做法:

步骤 1 砂锅中注入适量清水烧开, 倒入洗好的益母草, 盖上盖。用中火煮约 10 分钟至其析出有效成分, 揭盖, 加入红糖, 煮至溶化, 用小火保温, 待用。

步骤 2 取一个茶杯, 倒入洗净的玫瑰花, 将砂锅中的药汁滤入杯中。

步骤 3 泡约 1 分钟至香气散出, 趁热饮用即可。

| 适用对象 |
经期小腹痛、乳房胀痛者。

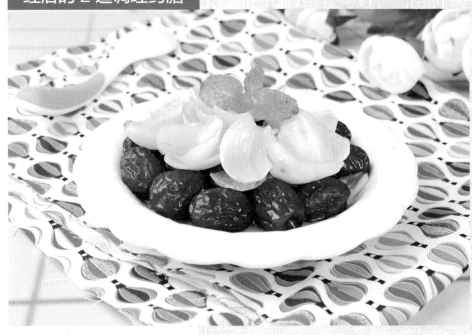

红枣蒸百合

功效: 补中益气、滋阴养血。

材料: 鲜百合50克, 红枣80克
调料: 冰糖20克

做法:

步骤1 电蒸锅注水烧开上气, 放入洗净的红枣, 盖上锅盖。调转旋钮定时蒸20分钟, 待20分钟后, 揭开锅盖, 将红枣取出。

步骤2 将备好的百合、冰糖摆放到红枣上, 再次放入烧开的电蒸锅, 盖上锅盖, 调转旋钮定时再蒸5分钟。

步骤3 待5分钟后, 揭开锅盖, 盛出即可。

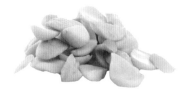

| 适用对象 |
经后脸色苍白、心烦气躁者。

龙眼红枣补血糖水

功效：补血养颜、安神益脑。

材料： 龙眼肉 15 克，枸杞 9 克，红枣 6 枚，蜜枣 6 枚

调料： 冰糖适量

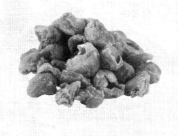

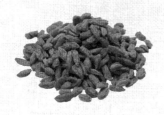

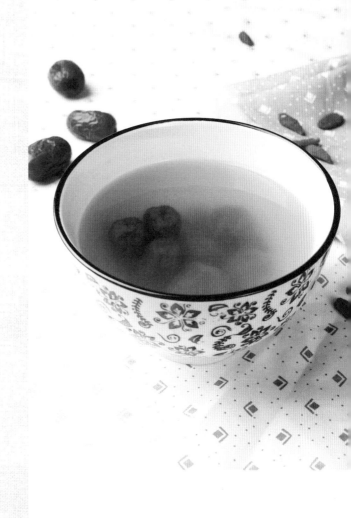

做法：

步骤 1 将龙眼肉、枸杞、红枣、蜜枣倒入装有清水的碗中，清洗干净，将水滤去，待用。

步骤 2 锅中注入适量的清水，倒入清洗好的食材，盖上锅盖，大火煮开转小火煮 40 分钟，揭开锅盖，加入适量冰糖，搅匀调味。

步骤 3 盖上锅盖，继续煲煮 10 分钟，揭开锅盖，将甜汤盛出装入碗中即可食用。

| 适用对象 |

经后面无血色、失眠、乏力者。

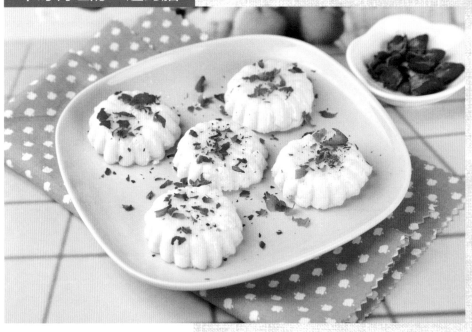

玫瑰山药

功效：养护脾胃、滋阴补阳、
美容养颜。

材料：去皮山药150克，奶粉
20克，玫瑰花5克；保鲜袋1个，
模具数个

调料：白糖20克

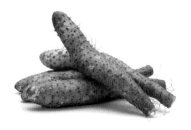

做法：

步骤1 电蒸锅烧开上气，放入山药，加盖。调
好时间旋钮，蒸20分钟至熟，揭盖，取出蒸好
的山药。

步骤2 将蒸好的山药装进保鲜袋，倒入白糖，
放入奶粉，将山药压成泥状，装盘。取出模具，
逐一填满山药泥，用勺子稍稍按压紧实。

步骤3 待山药泥稍定型后，将模具反扣放入盘
中，取下模具撒上掰碎的玫瑰花瓣即可。

| 适用对象 |
月经失调、疲倦无力、脸色暗沉者。

台湾麻油鸡

功效：增强免疫力、温中益气、健脾胃、强筋壮骨。

材料：鸡半只，鲜香菇30克，姜片少许

调料：盐、鸡粉各1克，芝麻油适量

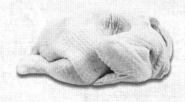

做法：

步骤1 洗好的香菇去蒂，切成两块。洗净的鸡切块，用芝麻油煎至两面焦黄。

步骤2 砂锅置火上，注入适量清水，放入姜片、鸡块、香菇，搅匀，加盖。用大火煮开后转小火煮20分钟至食材熟软。

步骤3 揭盖，加入盐、鸡粉，拌匀调味，稍煮片刻至入味，关火后盛出煮好的汤，装碗即可。

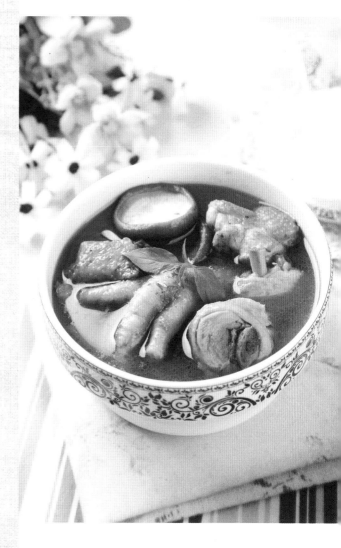

| 适用对象 |

月经失调、皮肤粗糙、畏寒肢冷者。

尿道炎的尴尬

医生眼中的尿道炎

反复的尿道炎困扰着很多女性朋友，这是因为女性的尿道比较短，较易感染病菌。尤其是女性在怀孕期及停经后，因内分泌失调而降低了保护尿道的能力，尿道炎发生率会有所增加。此外，4～8岁的小女孩常因先天性的尿道异常，容易发生尿道炎，部分患儿甚至常在数月内复发。

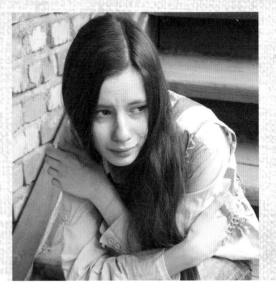

在中医理论中，尿道与肾脏、膀胱关系密切，尿道炎的主因是肾气虚弱及阴虚火旺。而湿热及瘀血阻滞，则为常见的病理因素，造成尿液浑浊、血尿、结石等。当肾气虚弱时，除了出现抵抗力降低、容易造成尿路感染外，也会出现腰部酸痛、尿频、量多等虚冷症；而阴虚火旺者则会出现尿量少、排尿不舒服、下腹疼痛等燥热症。

尿道炎的诊断并不复杂，只要经一般的尿液检查及尿液细菌培养，就可诊断出是否感染。但若是幼儿发生尿道炎，或是反复发炎的妇女，则需进一步做 X 光以及超声波等深层检查，以找出其他异常病因，避免产生无法复原的后遗症。小女孩发生尿道炎时，常因误以为是感冒而延误治疗，因此女童若出现发热、恶心、呕吐、尿味腥臭等症状时，家长必须引起注意。

尿道炎反复发作是因为致病菌滞留在尿道器官中生长繁殖，造成慢性尿道发炎，因此需要 2～3 个月的治疗过程，才能有效灭菌，防止复发。

急性发作期时，患者宜用金银花、茉莉花、益母草、玉米须、菊花、金钱草、车前子等药材煎茶或制作成药膳食用，可清热解毒、凉血止血。

缓解期应以治本为主，常用药材如天冬、刺五加、黄芪、当归、黄精、车前子等用来制作药茶、药膳每天服用或食用。

尿道炎患者要注意的饮食和生活习惯

饮食调养这样做

多喝开水，根据个人的排汗状况及心脏功能而增减。一天要喝1 500～2 000毫升的水，帮助冲刷尿道中可能存在的细菌。

多摄取富含维生素C的食物，肉类、蛋类、乳酪、绿色蔬菜、桑葚、橙子、谷类等都是不错的选择。这些食物可以酸化尿液，降低细菌繁殖的速度。

时常食用促进排尿的食物，常见的如桑葚、草莓、莲雾、薏米、冬瓜、红豆、山药、荸荠等都是较好的选择。

生活调养这样做

正常排尿勿憋尿：憋尿会使得尿液在膀胱停留时间过久，造成致病微生物感染概率增加，所以有尿意应及时去上厕所。

排便后擦拭应由前向后。擦拭的方向应由尿道口擦至肛门，即由前向后擦拭，以免把阴道和肛门间的细菌带进尿道，引起感染。

性生活前后注意事项：房事前后沐浴，可避免将阴道细菌引入尿道；行房前多喝水，之后立即小便，将可能存在的细菌排出。

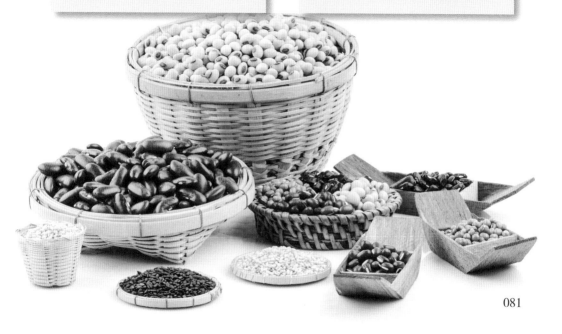

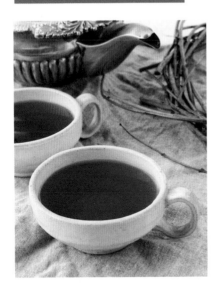

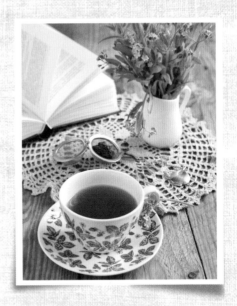

通草车前子茶

功效：清热利尿、通气下乳。

材料：通草 5 克，车前子、白茅根各少许

调料：冰糖 4 克

做法：

步骤 1 砂锅中注入适量清水烧热，倒入备好的药材，盖上盖。烧开后用小火煮约 30 分钟，至药材析出有效成分。

步骤 2 揭盖，放入冰糖，拌匀，煮至冰糖溶化。

步骤 3 关火后盛出药茶，滤入杯中即可。

| 适用对象 |
尿道炎发作时小便不利、尿见血者。

夏枯草金钱草茶

功效：清热解毒、排石利尿。

材料：夏枯草 5 克，金钱草 5 克

调料：蜂蜜适量

做法：

步骤 1 砂锅中注入适量清水烧热，放入备好的夏枯草、金钱草。

步骤 2 盖上锅盖，用大火煮约 15 分钟至药材析出有效成分。

步骤 3 关火后将煮好的药汁滤入杯中，调入蜂蜜即可。

| 适用对象 |
处于尿路结石发作期者。

荷叶薏米利水饮

功效：清热利尿、美容养颜、
促进新陈代谢。

材料：荷叶 30 克，薏米 80 克，
玉米须 30 克

调料：蜂蜜适量

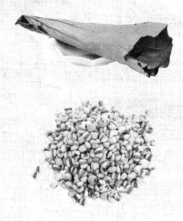

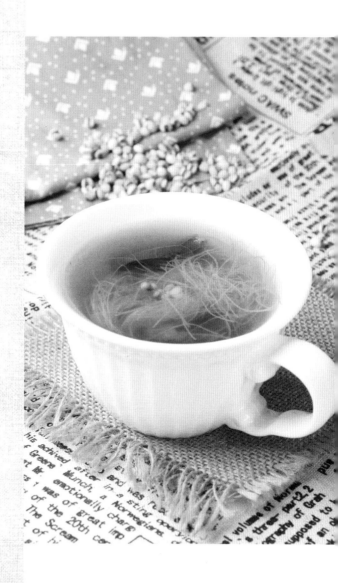

做法：

步骤 1 锅置于火上，倒入备好
的薏米并炒香，关火后盛出炒好
的薏米，装入盘中待用。

步骤 2 砂锅中注入适量清水烧
开，倒入薏米、玉米须、荷叶，
拌匀，加盖，大火煮 5 分钟至有
效成分析出。

步骤 3 揭盖，搅拌片刻至入味，
关火后盛出煮好的饮品，调入蜂
蜜即可。

| 适用对象 |
尿道炎发作期小便不利、水肿者。

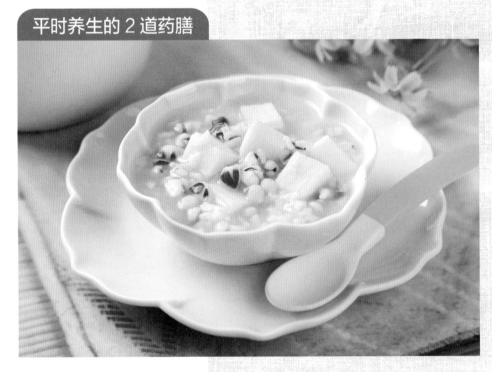

薏芡山药粥

功效：利水健脾、提高免疫、
清热排脓。

材料：水发薏米 30 克，水发芡
实 50 克，水发大米 100 克，去
皮山药 100 克

调料：白糖适量

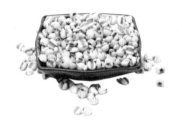

做法：

步骤 1 洗净的山药切块，将切好的山药块放入
加了白醋的清水中浸泡，以免氧化变黑。砂锅
中注水烧开，倒入薏米、芡实，搅匀。

步骤 2 加盖，用大火煮开后转小火续煮 30 分
钟至熟透。揭盖，倒入大米和泡过的山药块，
搅匀，用大火煮开。

步骤 3 加盖，转小火续煮 20 分钟至食材熟软，
揭盖。加入白糖，搅拌至其溶化，关火后盛出
煮好的粥，装碗即可。

| 适用对象 |
平时体虚乏力，易反复尿路感染者。

玉米须赤豆汤

功效：清热利湿。

材料： 水发赤小豆 130 克，玉米须 15 克，冬葵子 15 克

调料： 白糖适量

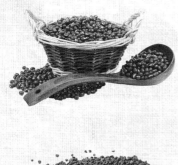

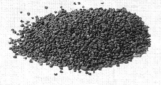

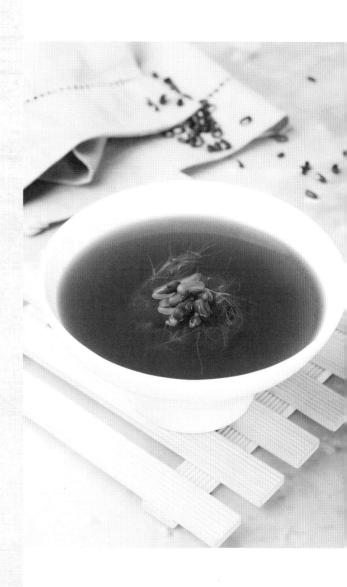

做法：

步骤 1 砂锅中注入适量的清水大火烧开，倒入赤小豆、冬葵子、玉米须，搅匀。

步骤 2 盖上锅盖，大火煮开转小火煮 1 小时析出有效成分。揭开锅盖，加入适量白糖，搅拌片刻，至白糖溶化。

步骤 3 关火，将煮好的汤盛出装入碗中即可。

| 适用对象 |

精神不振、四肢肿胀、容易尿道发炎者。

别把白带异常不当回事

医生帮你看白带异常

俗话说"十女九带"，这说明"白带"是妇女常见的疾病，但有的女性却以为所有的白带都是正常的分泌物，并不需要治疗，甚至病情严重还不自知。因此，女性正确认识白带异常，才能做好自身保健。

子宫颈、子宫内膜和腺体都能不断地向外分泌黏液，阴道壁同时也向外分泌黏液，加上阴道上皮细胞在雌激素的作用下，周期性脱落。脱落的上皮细胞和分泌的黏液混合，就成了绵绵不断的白带。生理性白带为白色稀糊状液体，透明或白色，一般无味。当白带的色、质、量等方面发生异常改变时，称为白带异常，是妇科疾病中最常见的症状。白带异常是女性生殖系统炎症、肿瘤的主要症状之一，且不同的疾病会引起不同的白带异常表现。

中医对于白带异常的分类	
脾阳虚型	带下量多，色白或淡黄，质稀薄，无臭气，绵绵不断，神疲倦怠，四肢不温，纳少便溏，两足浮肿，面色苍白。适于食用猪肚、牛奶、鸡肉、黄牛肉、基围虾
肾阳虚型	带下量多，色白清冷，稀薄如水，淋漓不断，头晕耳鸣，腰痛如折，畏寒肢冷，小腹冷感，小便频数，夜间尤甚，大便溏薄，面色晦黯。适于食用泥鳅、胡萝卜、黑木耳、韭菜、茄子
阴虚挟湿型	带下量不甚多，色黄或赤白相兼，质稠或有臭味，阴部干涩不适，或有灼热感，腰膝酸软，头晕耳鸣，颧赤唇红，五心烦热，失眠多梦。适于食用薏米、银耳、百合、乌鸡、芹菜
湿热下注型	带下量多，色黄，黏稠，有臭味，或伴阴部瘙痒，胸闷心烦，口苦咽干，纳食较差，小腹或少腹作痛，小便短赤；适于食用冬瓜、苦瓜、西瓜、梨、黄瓜

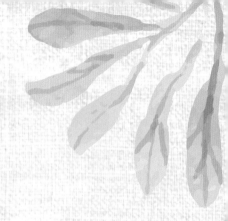

女性调白带的生活常识

饮食调养这样做

　　避免常吃冰冷寒凉和上火的食物：冰冷寒凉的食物会损伤阳气，引起寒湿性带下；而刺激性食物，会引起火热性的带下。

　　时常食用保护阴道的食物：常见的有莲子、芡实、红豆、山药、莲藕、排骨、荸荠等。

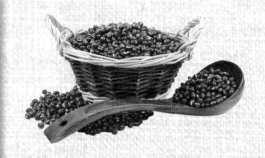

生活调养这样做

　　调整体质：预防白带异常，要从调整体质着手，虚寒体质宜温补，应多吃平和、温暖的食物；火热体质宜凉补，宜多吃平和及凉润的食物，以增强抵抗力。

　　培养良好的卫生习惯：尽量使用淋浴，不要盆浴或泡澡；排便后卫生纸应由前往后擦拭，以免将病菌带至阴部；穿着透气性好的棉质衣裤，内裤和较脏的衣物要分开清洗。

　　适度活动：避免长期保持坐位姿势，适当运动促进盆腔血液循环。

　　勿乱使用药物：非经医师指示乱用抗生素或擅自使用外用栓剂、喷洗剂，容易破坏阴道保护膜。

　　避免不当性行为：如果患有阴道滴虫、梅毒与淋球菌感染等性病，要与配偶同时治疗。

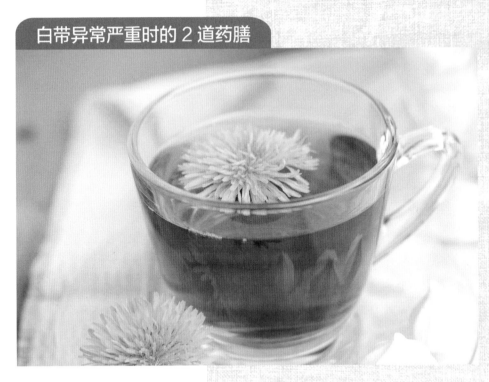

止血调带茶

功效: 清热祛湿、凉血止带。

材料：牡丹皮 9 克，菊花 6 克，茜草 5 克

调料：蜂蜜适量

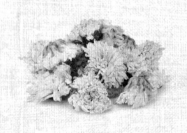

做法：

步骤 1 取一碗，放入菊花，倒入温水，清洗片刻，捞出泡好的菊花，沥干水分，装入盘中备用。

步骤 2 砂锅中注入适量清水烧开，倒入备好的牡丹皮、菊花、茜草，拌匀，加盖，大火煮 5 分钟至析出有效成分，关火后闷 5 分钟至入味。

步骤 3 揭盖，盛出煮好的茶，调入蜂蜜即可。

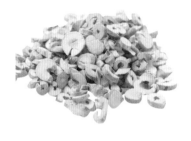

| 适用对象 |
白带呈现咖啡色或可见血丝者。

黄连银花车前茶

功效：清热解毒、燥湿止带。

材料：黄连5克，金银花9克，车前子9克

调料：蜂蜜适量

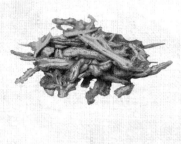

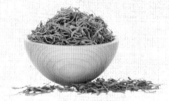

做法：

步骤1 砂锅中注入适量清水烧开，倒入备好的药材。

步骤2 盖上盖，用小火煮约20分钟至其析出有效成分，揭开盖，搅拌均匀。

步骤3 关火后盛出煮好的药茶，滤入杯中，调入蜂蜜即可。

| 适用对象 |
白带色黄、腥臭、阴部瘙痒者。

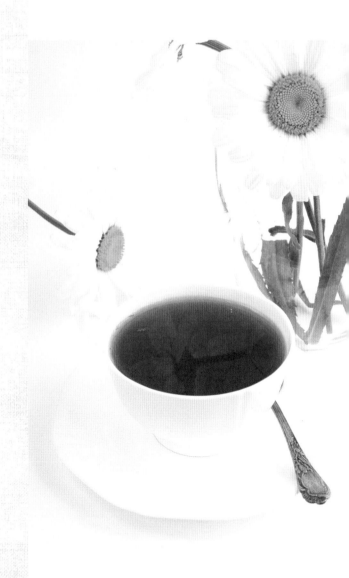

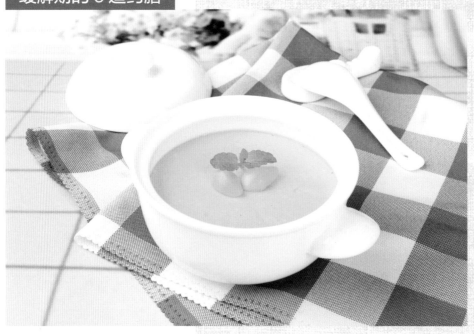

白果蒸蛋羹

功效: 补虚健脾、益阳止带。

材料: 新鲜鸡蛋 100 克, 熟白果 25 克

调料: 盐 2 克

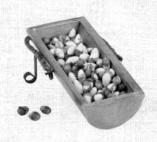

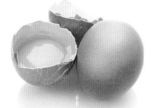

做法:

步骤 1 将鸡蛋打入装水的碗中, 打散搅匀, 倒入盐、熟白果, 搅拌均匀。

步骤 2 拌好的蛋液装入碗中, 封上保鲜膜, 放入蒸锅, 盖上锅盖, 调转旋钮定时蒸 10 分钟。

步骤 3 待 10 分钟后, 揭开锅盖, 将蛋羹取出, 揭去保鲜膜, 即可食用。

| 适用对象 |

易分泌较多白色无臭白带者。

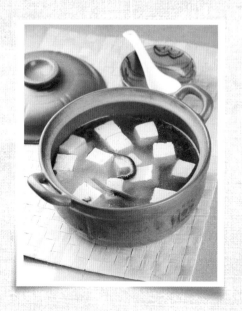

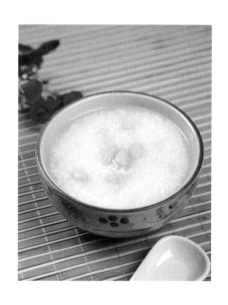

砂锅泥鳅豆腐汤

功效: 补中益肾、强身健体。

材料: 泥鳅200克,豆腐200克,蒜苗50克,姜片少许
调料: 盐2克,鸡粉2克,料酒10毫升,芝麻油2克,胡椒粉少许

做法:
步骤1 把洗净的豆腐切成条,再切成小方块,洗好的蒜苗切碎,备用。

步骤2 砂锅注水烧开,放入姜片、料酒、泥鳅、豆腐块、盐、鸡粉、胡椒粉、芝麻油,煮20分钟。

步骤3 放入蒜苗,略煮片刻,关火后将砂锅取下即可。

| 适用对象 |
容易产生稀薄白带、腰膝酸软者。

白扁豆粥

功效: 健脾化湿、利尿消肿。

材料: 白扁豆100克,粳米100克
调料: 冰糖20克

做法:
步骤1 砂锅中注水烧开,倒入泡好的粳米,加入泡好的白扁豆,拌匀。

步骤2 加盖,用大火煮开后转小火续煮1小时至食材熟软,揭盖,加入冰糖,搅拌至冰糖溶化。

步骤3 关火后盛出煮好的粥,装入碗中即可。

| 适用对象 |
平时容易分泌过多清稀白带者。

不可忽视的生殖系统良性肿瘤

生殖系统良性肿瘤有哪些?

NO.1 子宫肌瘤

子宫平滑肌瘤简称为子宫肌瘤,是妇女盆腔中最常见的良性肿瘤,有 20% ~ 30% 的发生率。女性年龄越大患病的概率越高,40 ~ 50 岁是发生率最高的年龄段,发病原因至今仍未确定。大部分人认为子宫肌瘤和激素有关,一般在更年期后,子宫肌瘤会萎缩而消失,转变成恶性肿瘤的概率较小。

子宫肌瘤依发生部位,可分为腹腔的浆膜下肌瘤、黏膜下肌瘤及肌层内肌瘤等。产生的症状和肌瘤生长的位置及大小密切相关。

NO.2 卵巢肿瘤

卵巢肿瘤是常见的妇科病之一,在生殖年龄的女性发生此病多属于良性,癌变率低于 6%。由于大部分卵巢肿瘤都是非典型的症状,因此往往容易被忽略,尤其是没有性经验的女性,常不愿就医诊治,因而延误病情,所以当少女或幼童出现症状时,宜及早求医,找出病因进行治疗。

常见的卵巢肿瘤可分为生理性囊肿与病理性囊肿 2 种。

生理性囊肿:约占卵巢肿瘤的 80%,包含有滤泡囊肿和黄体囊肿等,也是俗称的"卵巢水瘤",是由每个月发育中卵子周围的液体堆积而形成,对身体没有伤害性,偶尔会造成轻微的腹痛,通常会自动消失,不需治疗。

病理性囊肿:病理性囊肿不会自行消失,最常出现的有"巧克力囊肿""畸胎瘤"。巧克力囊肿又称子宫内膜异位瘤,当子宫内膜异位到卵巢,形成咖啡色稠状像巧克力般的内容物,常见于 30 ~ 50 岁生育超过 1 胎的女性,一般认为与经血逆流及内分泌失调有关。多数患者会有痛经,疼痛逐渐加剧,月经量增多或经期延长、异常出血等症状,但仍有少数患者无任何不适。畸胎瘤是在卵巢生长出带有毛发、牙齿及油脂成分的肿瘤,好发于生育年龄的年轻女性身上,以良性居多,临床上没有特殊症状很难发现。

NO.3 乳房良性肿瘤

乳房纤维囊肿或腺瘤是最常见的乳房良性肿瘤。常因乳房小叶内组织和乳腺上皮增生所形成，其特点为乳房发现无痛性肿块，大多为单个单侧肿块，不易演变为恶性肿瘤。乳房肿瘤的形成与卵巢功能旺盛、情绪失调、乳房局部组织对雌激素的敏感性有关。当雌激素浓度太高，乳腺组织对其发生局部反应，导致乳腺上皮组织增生，通常则易形成纤维性腺瘤。

乳腺良性肿瘤常见于 20 ~ 25 岁的年轻女性，尤其是经期紊乱者的发病率更高，常在乳房出现无痛性肿块，呈卵圆形，大小不一，生长速度缓慢，肿块处皮肤颜色不变，表面光滑，界限清楚，在乳房内极易推动，乳头正常，无异常分泌物，腋窝淋巴结不会肿大，部分患者在妊娠期或哺乳期会迅速增大。

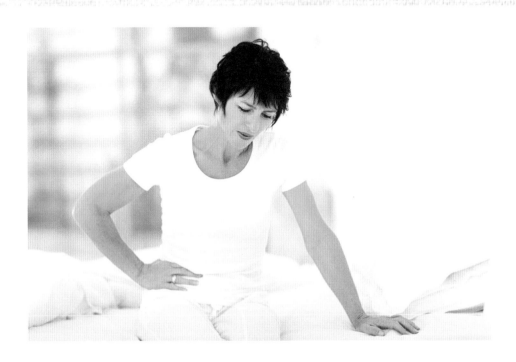

关于妇女肿瘤的诸多传言

NO.1 未生育容易患子宫肌瘤、子宫内膜异位症

临床常见初潮早来、未生育、35岁以上才生第一胎、未哺乳、紧张焦虑、高油低纤饮食、常饮酒及肥胖女性，因体内雌激素长期或过量刺激，较易患乳腺肿瘤或子宫肌瘤。早生育或多产女性较不易患乳腺增生，但多次怀孕、生产或人工流产的女性，则因子宫内膜过度刺激，容易引起子宫内膜异位症。

NO.2 常吃鸡翅或鸡脚容易患子宫肌瘤

网络流传养殖的鸡在成长过程中，通常会在鸡翅、鸡脚或鸡脖子上注射生长激素或抗生素，所以常吃鸡翅或鸡脚可能会因此吃到残留的药物，再加上体内激素分泌的影响，容易罹患子宫部位的肿瘤。实际情况并非如此。但妇科肿瘤的发生，与女性激素的关系密切，至于是由于自身体分泌过高，还是因摄取过多而造成，尚待研究。

NO.3 吃当归、人参会促肿瘤生长或复发

当归是补血药，是调整月经、润肠通便的常用药；人参是补气药，是调养五脏、增强免疫力、提神醒脑抗疲劳的常用药。两者因性质偏温，较适合虚寒体质，燥热体质者是不能单独服用的，而以中医的观点，有肿瘤者不建议自行单独服用，以免过度热补助长肿瘤的生长和复发。

NO.4 吃黄豆制品容易患乳房及子宫肌瘤

黄豆富含蛋白质，含有天然的大豆异黄酮，属植物性激素，西医中常用来进行更年期的保养。而中医认为其性平味甘，具有健脾养胃、补髓益精、润肤美颜、促进水分排出、消肿止痛等功效，能减少细胞病变。所以黄豆制品可与其他高蛋白质食品轮流食用，对于妇科肿瘤者只要不是天天大量食用相同的制品即可。

女性防治肿瘤应从小细节做起

饮食调养这样做

避免不当饮食：勿经常摄取高热量、高蛋白、高脂肪等饮食，如油炸食品、大鱼大肉、巧克力等，以免刺激乳腺增生。生冷寒凉食物，烧烤、烟熏、腌制及辛辣食品，也不应多吃。少喝冷茶、冷咖啡，勿过饮浓茶及咖啡，以免诱发细胞病变。

依体质适量摄取合适食物：气血虚弱、湿气重者宜常吃鸡肉、鲈鱼、胡萝卜、红豆、薏米等补气血祛湿气的食材；干燥上火者宜常吃鸭肉、莲藕、香菇、银耳等清凉退热的食材。

适当地使用安全药材：气血虚弱和湿气重者宜常吃黄芪、红枣、何首乌、茯苓、炙甘草等，用于补气血祛湿气；干燥上火和郁闷体质者宜常食黑豆、白芍、黄精、丹参、当归、麦芽、薄荷、玫瑰花等清热解郁的中药。

避免不当用药：无论是治疗疾病或补养身体，寒证宜用热药，热证宜用寒药，切勿雪上加霜或火上浇油，尤其会刺激女性激素分泌的药材切勿自行服用，如鹿茸、紫河车、十全大补汤等。

生活调养这样做

避免过劳、少精神刺激：忧思过度容易损伤气血，造成气血虚弱，无法化生成正常细胞，身体中的细胞会较易发生病变，如子宫、卵巢等部位发生肿瘤。

养成固定运动的习惯：固定的运动用西医的说法是可以促进身体的新陈代谢，而中医的观点是可以帮助行气活血。多运动就不会造成气滞血瘀的体质，当然也不易产生肿瘤。

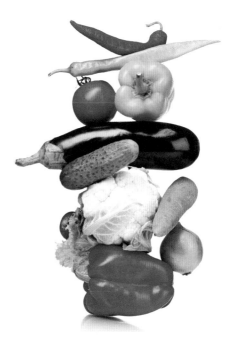

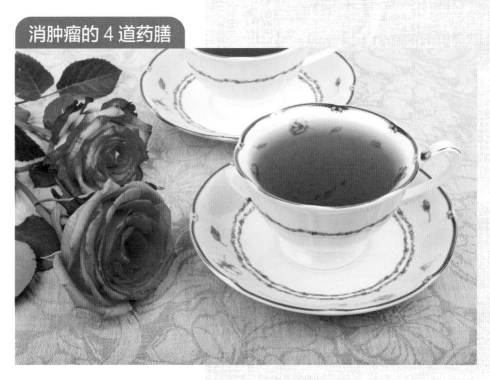

消肿瘤的 4 道药膳

玫瑰化瘀饮

功效: 行气活血、养血止痛。

材料: 玫瑰花 6 克, 白芍 9 克,
当归 6 克
调料: 蜂蜜适量

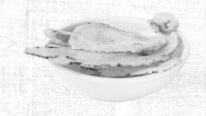

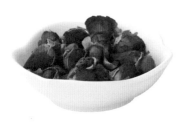

做法:

步骤 1 砂锅中注入适量清水烧开, 放入洗净的
当归、白芍, 搅拌匀。

步骤 2 盖上盖, 用小火煮约 20 分钟至药材析
出有效成分。加入玫瑰花, 闷 5 分钟。

步骤 3 揭盖, 盛出煮好的药茶, 装入碗中, 调
入蜂蜜即可。

| 适用对象 |
生殖系统肿瘤伴经期乳房胀痛者。

逍遥解郁茶

功效：疏肝解郁、益气调经。

材料： 柴胡 15 克，白芍 9 克，
茯苓 9 克，丹参 9 克

调料： 蜂蜜适量

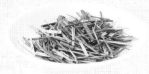

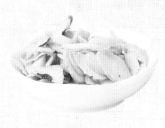

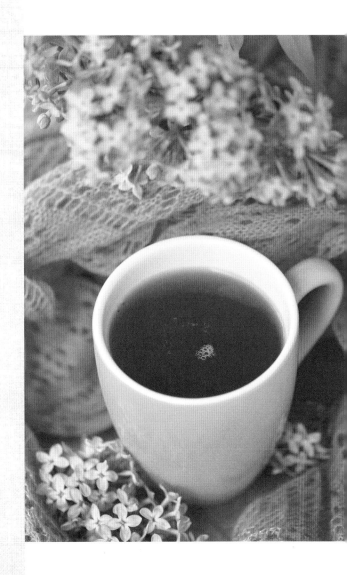

做法：

步骤 1 砂锅中注入适量清水烧
开，放入备好的药材，搅拌匀。

步骤 2 盖上盖，煮沸后用小火
煮约 20 分钟，至其析出有效成
分，揭盖，转中火拌匀，略煮片
刻，关火后盛出煮好的药茶。

步骤 3 滤取茶汁，装入茶杯中，
调入蜂蜜，趁热饮用即可。

| 适用对象 |
容易紧张焦虑的生殖系统肿瘤患者。

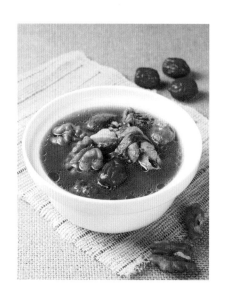

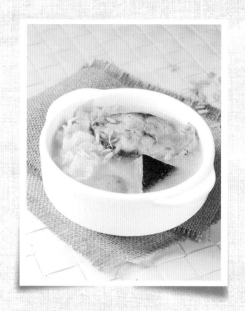

黑豆核桃乌鸡汤

功效: 滋阴养血、活血消瘤。

材料: 乌鸡块350克, 水发黑豆80克, 水发莲子30克, 核桃仁30克, 红枣25克, 龙眼肉20克, 丹参20克

调料: 盐2克

做法:

步骤1 乌鸡块汆水, 装盘待用。

步骤2 砂锅注水, 倒入乌鸡块、黑豆、莲子、核桃仁、红枣、龙眼肉、丹参, 拌匀, 加盖, 大火煮开转小火煮2小时至食材熟软。

步骤3 揭盖, 加入盐, 搅拌片刻至入味, 关火, 盛出煮好的汤, 装入碗中即可。

| 适用对象 |
腰膝酸软、失眠的生殖系统肿瘤患者。

冬瓜雪梨谷芽鱼汤

功效: 滋阴益气、消肿通乳。

材料: 冬瓜200克, 雪梨150克, 草鱼250克, 谷芽5克, 水发银耳80克, 姜片少许

调料: 盐2克, 食用油适量

做法:

步骤1 洗净的雪梨、冬瓜切块; 处理好的草鱼切块, 煎至两面金黄, 备用。

步骤2 砂锅注水, 倒入冬瓜、雪梨、姜片、谷芽、银耳、草鱼, 加盖, 大火煮开转小火煮1小时至析出有效成分, 揭盖, 加入盐, 拌匀。

步骤3 将煮好的汤水盛出即可。

| 适用对象 |
患有乳房良性肿瘤者, 烦热失眠者。

第四章

来自中医的提醒，有些小毛病不可忽视

女人保养要细致，勿因事小而不为，可能目前你不觉得它威胁到了你，但小毛病也可酿成大问题。

贫血面白无血色，何谈美丽

基于健康来探知贫血

贫血是临床血液病中很常见的一组症状。1968年，世界卫生组织提出：成年男性的血红蛋白低于130克/升、成年女性的血红蛋白低于120克/升者即可诊断为贫血。根据国内调查资料，诊断标准有些不同，即成年男性的血红蛋白低于120克/升或红细胞少于$4×10^{12}$个/升，成年女性的血红蛋白低于105克/升或红细胞少于$3.5×10^{12}$个/升者，可诊断为贫血。

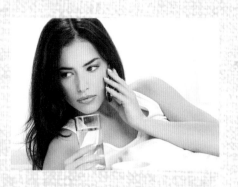

女性因每个月经期固定会流失部分经血，所以贫血是女人一生需要注意的问题。尤其是缺铁性贫血，不仅好发于老年人，也是女童及少女易得的病症，严重者还会诱发其他病症。在中医理论中，血液的生成与心、肝、脾、肾有关，其中营养不良而引起的贫血与脾胃的关系尤为密切。在月经初来潮的少女，或更年期前后的妇女，常因经期紊乱，经血过多而易产生贫血，也是引起本病的常见病因。

中医对于贫血的分类	
气血虚弱型	容易疲劳，体力差，注意力不集中，嗜睡，失眠多梦，头晕目眩，脸色苍白或暗沉，眼睛干涩，皮肤干燥，心悸健忘，肢体麻木，容易抽筋，月经量少或暂时停经；适于食用黄芪、党参、当归、龙眼、枸杞
脾胃虚弱型	食欲不振，喜欢打嗝，腹胀，恶心呕吐，大便较软或易腹泻清稀；适于食用红枣、白术、茯苓、麦芽、山楂
阴虚燥热型	自觉发热，怕热，手足心发烫，睡时流汗，大便干硬，尿量少；适于食用麦冬、玉竹、天冬、黄精、山药

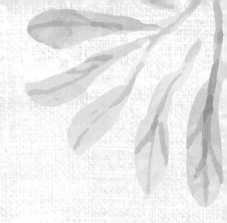

Test！你有血虚吗?

□没有活力，常觉得累。

□爬不到 3 层楼就觉得很喘。

□明明睡眠时间充足，但还是常常想睡。

□经常失眠，睡着了也容易做梦。

□常会头晕，严重时甚至会昏倒。

□蹲下站起，会眼前一片黑或者是眼冒金星。

□注意力不集中，常忘东忘西。

□气色差，脸色看起来苍白或暗沉。

□常会觉得眼睛干涩，看东西模糊。下眼睑黏膜或下唇黏膜颜色苍白。

□嘴唇苍白。

□乳房发育不良。

□指甲失去光泽，泛白且变薄，容易断裂或变形。

□肢体常麻木或抽筋，酸软无力。

□月经量少，或是暂时停经，未到更年期便停经。

□皮肤干燥瘙痒。

检测结果： 符合 3 个以上→表示有轻度血虚→饮食上要多吃含铁丰富的食物。

符合 6 个以上→表示有中度血虚→建议找医师诊治。

符合 10 个以上→表示有重度血虚→赶快找医师诊治，以免贻误治疗。

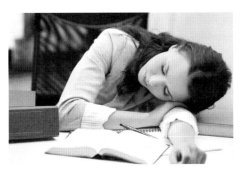
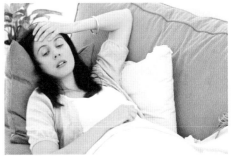

养血的生活小常识

饮食调养这样做

铁剂不宜和牛奶、茶一起吃：若在服用铁剂，不可以同大量牛奶及茶一起饮用，会影响铁剂的吸收。

餐后不要立即喝咖啡或茶：因为咖啡和茶中含有的单宁酸会和铁结合，影响铁质的吸收，若要喝这两种饮料，建议最好在餐后2小时。

多吃含铁量丰富的食物：瘦肉、蛋、鳝鱼、肝脏、猪血、鸭血等食物铁质含量丰富，颜色越红含铁量越多，而且我们的身体，对动物性食物中的铁质吸收率远比植物性食物来得高，这也是素食者较易贫血的原因。

铁质丰富的蔬菜、豆类也要吃：红薯叶、菠菜、胡萝卜、黑木耳、海带、紫菜、红豆等含铁丰富，还含有帮助制造红细胞的叶酸，可和瘦肉一起煮，增加铁质的吸收。

多吃维生素C丰富的食物：维生素C可以促进铁质在肠道的吸收，而且在吃高铁食物时，可以搭配维生素C丰富的柑橘类水果或是番石榴一起吃，可帮助铁质的吸收。

维持均衡饮食习惯：很多食物中含有丰富的铁质，三餐维持均衡的营养，避免偏食挑食的习惯，即可从食物中补充天然的铁质。

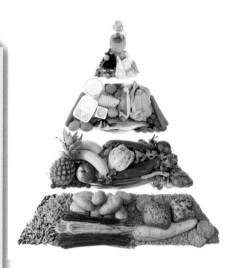

按摩调养这样做

揉按足三里穴3分钟：足三里位于小腿前外侧，犊鼻下3寸，距胫骨前缘一横指（中指）。用拇指指腹揉按足三里3分钟，每按5秒应休息1秒。

揉按命门穴3分钟：命门位于腰部，后正中线上，第二腰椎棘突下凹陷中；将拇指置于穴位上。用指腹揉按3分钟，以局部皮肤潮红、发热为度。

揉按血海穴3分钟：血海位于大腿内侧，髌底内侧端上2寸，股四头肌内侧头的隆起处。用拇指指腹揉按血海3分钟，力度适中。

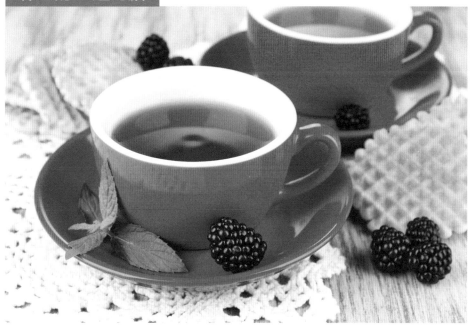

桑葚补血茶

功效：补血强心、养肝益肾。

材料： 龙眼 15 克，桑葚 9 克，迷迭香 3 克
调料： 冰糖适量

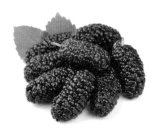

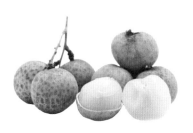

做法：

步骤 1 砂锅中注入适量清水烧开，倒入洗净的龙眼、桑葚，搅拌片刻，盖上盖，用小火煮 15 分钟，至药材析出有效成分。

步骤 2 揭开盖，加入迷迭香、冰糖，搅拌均匀，续煮片刻。

步骤 3 关火后盛出煮好的茶，装入杯中，待稍微放凉后即可饮用。

| 适用对象 |
贫血伴腰膝酸软、头发脱落者。

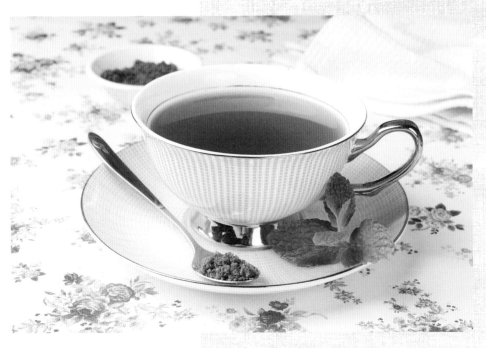

薏米枸杞红枣茶

功效: 滋阴补血、温中除湿。

材料: 水发薏米 100 克,枸杞 25 克,红枣 35 克
调料: 红糖适量

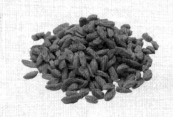

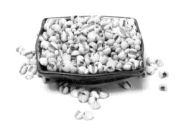

做法:

步骤 1 蒸汽萃取壶接通电源,装好内胆,倒入备好的薏米、红枣、枸杞,注入适量清水至水位线。

步骤 2 扣紧壶盖,按下"开关"键,选择"养生茶"挡,机器进入工作状态,待机器自行运作 35 分钟,指示灯跳至"保温"状态。

步骤 3 断电后取出内胆,将药茶倒入杯中,饮用前放入适量红糖即可。

| 适用对象 |
贫血伴烦热失眠、白带增多者。

龙眼红枣红豆汤

功效：养血安神、益智健脑、
利水消肿。

材料： 龙眼干30克,红枣50克,
水发红豆150克
调料： 冰糖20克

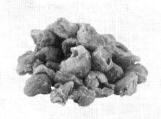

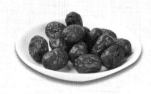

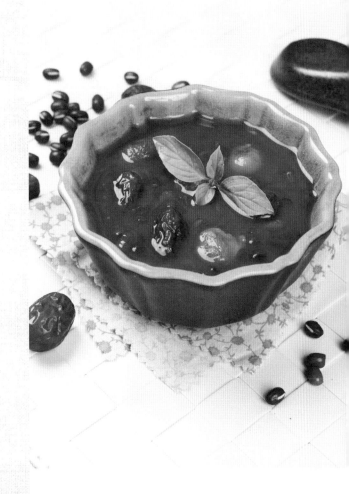

做法：

步骤1 砂锅中注入适量清水烧
开，放入备好的龙眼干、红枣和
红豆，搅拌匀。

步骤2 盖上盖，烧开后转小火
煮约60分钟，至食材熟透，揭盖，
放入适量的冰糖拌匀，用中火煮
至冰糖溶化。

步骤3 关火后盛出煮好的红豆
汤，装在碗中即可。

| 适用对象 |
心烦失眠、下肢肿胀的贫血者。

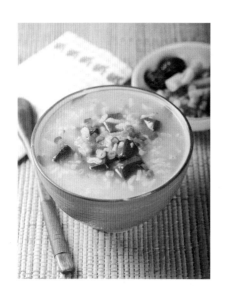

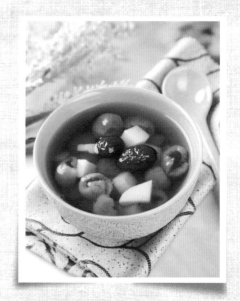

猪血参芪附枣粥

功效：活血补血、补中益气。

材料： 猪血400克，水发大米180克，红枣20克，丹参、黄芪各10克，附子5克，葱花适量

调料： 盐3克，鸡粉、胡椒粉各少许

做法：

步骤1 将洗净的猪血切小块。砂锅注水烧开，放入洗净的丹参、黄芪、附子、红枣，煮约15分钟后捞出。

步骤2 倒入洗净的大米，煲煮约30分钟，放入猪血块，续煮15分钟。

步骤3 加入盐、鸡粉、胡椒粉调味，关火后盛出，撒上葱花即成。

| 适用对象 |
贫血伴月经不调有血块者。

龙眼山药汤

功效：益气养血、安养心神。

材料： 山药100克，红枣3克，龙眼50克

调料： 红糖适量

做法：

步骤1 将去皮洗净的山药切块，装入碗中，用清水浸泡片刻。

步骤2 锅中注水烧开，倒入洗净的红枣，放入洗好的龙眼，再倒入山药，加盖焖煮15分钟至熟。

步骤3 揭盖，加入红糖拌匀，关火盛入汤盅即成。

| 适用对象 |
贫血伴心烦失眠、食欲欠佳者。

黄芪当归猪肝汤

功效：益气补血。

材料： 猪肝200克，党参20克，黄芪15克，当归15克，姜片少许

调料： 盐2克，料酒适量

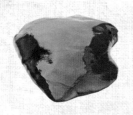

做法：

步骤1 洗净的猪肝切块，锅中注入适量清水烧开，倒入猪肝，淋入料酒，汆煮片刻，关火后捞出汆煮好的猪肝，沥干水分，装盘待用。

步骤2 砂锅中注入适量清水，倒入猪肝、姜片、黄芪、当归、党参，拌匀，加盖，大火煮开转小火煮2小时至食材熟软，揭盖，加入盐，搅拌片刻至入味。

步骤3 关火，盛出煮好的汤，装入碗中即可。

| 适用对象 |

一般贫血患者。

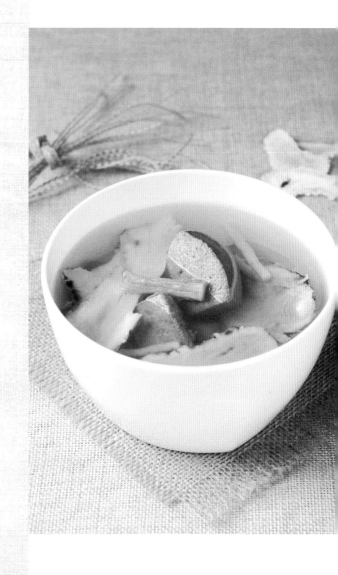

血压偏低，头晕沉

什么是低血压？

　　有的女性常出现头晕头重的现象，严重者甚至会晕倒，除了是气虚体质女性的常见症状外，部分原因是贫血，而血压偏低则是另一个常见病因，因此容易头晕、面色不佳的女性需特别注意。

　　血压包括收缩压、舒张压，若收缩压值低于100毫米汞柱，舒张压低于50毫米汞柱则为血压偏低。部分女性由平躺到坐起，或由蹲下到站起时，收缩压下降幅度超过30毫米汞柱、舒张压下降幅度超过15毫米汞柱时，就会引起姿势性低血压。

　　无论是原发性低血压或姿势性低血压，均会使流到脑部的血量不足，引起头部眩晕、全身无力、注意力不集中、时常感到很疲倦等症状。原发性低血压者常有家族遗传史，以女性为多见，而姿势性低血压则是因血液回流不畅或心脏输出量减少造成，常见于贫血或失血过多者。年纪稍大的女性会因自主神经功能较迟钝，当姿势改变时，血液会向下流，集中到下肢，无法及时调整血液供应量，容易造成脑部血液供应量不足，因此只有找出病因，才能改善血压。

　　需要注意的是，部分低血压患者若未出现任何不适，不必特殊治疗，但若是因血压过低导致严重头晕、虚弱乏力等症状，则需药物治疗。

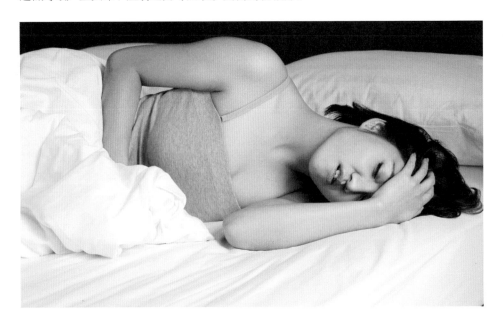

低血压的日常生活保健

饮食调养这样做

吃咸一点：血压偏低者的饮食可以适当吃咸一点，因为盐中含有钠，它会让水分滞留在血管中，进而使血管里的总液体量增加，可以让血压上升。

少量多餐：因为吃太饱，会使血液聚集到胃肠道，造成餐后低血压，容易导致严重头晕。

补充足够的水分：特别是夏天流汗容易流失体内水分，加上血管扩张，血压本来就会比较低，如果体内的水分再不够，血压会降得更低。

按摩调养这样做

揉按百会穴5分钟：用拇指指腹按压百会3分钟，每按5秒钟应休息1秒钟，以局部有酸胀感为度。

揉按足三里穴5分钟：用拇指指腹揉按足三里5分钟，力度适中，以局部有酸胀感为度。

生活调养这样做

避免快速改变姿势：姿势性低血压虽然没有致命的危险性，但若老年人突然起床，会因起身太快，造成头晕目眩而跌倒，或可造成骨折、头部外伤等。睡觉时枕头不宜太低，起床时亦应慢慢坐起，在床上先坐2～3分钟，等大脑的血液供应充足后，再下床走动。

穿弹性袜：穿弹性袜改善下肢的血液循环，促进下半身的血液循环，使血压升高。

多做下肢运动：建议可多做健走、抬腿等活动，只要做到微喘微出汗就可以，这些活动都可以促进下肢血液回流，提高血压。

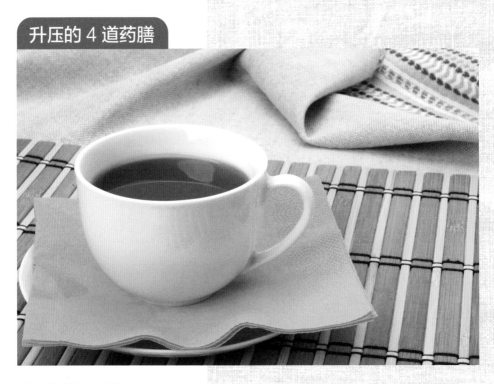

黄芪首乌茶

功效: 益气升阳、提升血压。

材料: 黄芪 15 克, 何首乌 6 克, 桑葚 6 克, 川芎 6 克

调料: 红糖适量

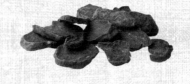

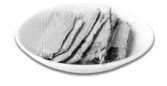

做法:

步骤 1 锅中注入适量清水烧开, 放入洗净的黄芪、何首乌、桑葚、川芎。

步骤 2 盖上盖, 烧开后用小火煮 20 分钟, 至药材析出有效成分, 揭盖, 加入红糖, 搅拌至溶化。

步骤 3 把煮好的汤料盛出, 装入杯中即可。

| 适用对象 |

低血压伴耳鸣、头昏、头痛者。

沙参地黄牛膝茶

功效：补气强肺、调补肝肾。

材料： 沙参9克，地黄15克，牛膝9克

调料： 蜂蜜适量

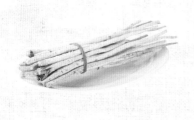

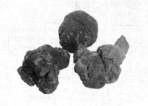

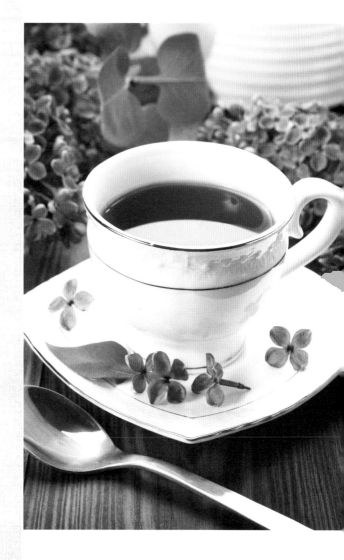

做法：

步骤1 砂锅中注入适量清水，用大火烧开，倒入洗好的药材。

步骤2 盖上盖，烧开后用小火煮约20分钟，至药材析出有效成分，揭盖，搅拌匀，用中火续煮片刻。

步骤3 关火后盛出煮好的药茶，滤取茶汁，装入茶杯中，调入蜂蜜，趁热饮用即可。

| 适用对象 |

腰酸耳鸣的低血压者。

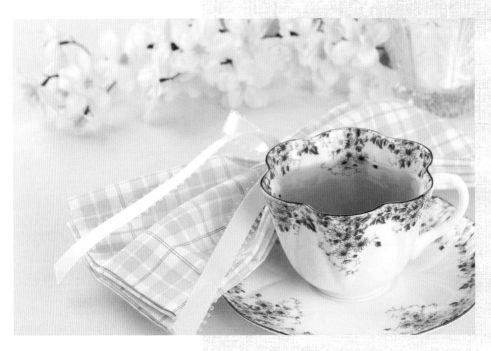

桂枝党参茶

功效: 温阳补气、改善头晕。

材料： 桂枝 15 克，党参 9 克，
炙甘草 6 克

调料： 蜂蜜适量

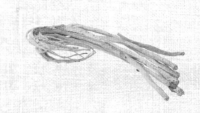

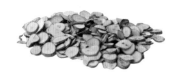

做法：

步骤 1 砂锅注水，倒入桂枝、党参、炙甘草，
搅拌均匀。

步骤 2 加盖，用大火煮开后转小火续煮 30 分
钟至药材有效成分析出。

步骤 3 揭盖，关火后盛出煮好的药膳茶，装杯，
调入蜂蜜即可。

| 适用对象 |
头晕乏力、心悸的低血压者。

白凤豆羊肉汤

功效：温肾助阳、益气升压。

材料： 羊肉 300 克，水发白凤豆 100 克，桂皮 15 克，生姜片适量

调料： 盐 3 克，鸡粉 3 克，胡椒粉少许

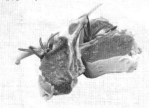

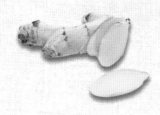

做法：

步骤 1 将洗净的羊肉切条，改切块。锅中注入适量清水烧开，倒入羊肉，煮沸，氽去血水，把羊肉捞出，沥干水分，待用。

步骤 2 砂锅注入适量清水，倒入羊肉、白凤豆、桂皮、姜片，搅匀，加盖。大火烧开后用小火炖 50 分钟，揭盖，放入盐、鸡粉、胡椒粉，拌匀调味。

步骤 3 关火后将炖好的汤盛出装入碗中即可。

| 适用对象 |

低血压伴冷汗、四肢冰冷者。

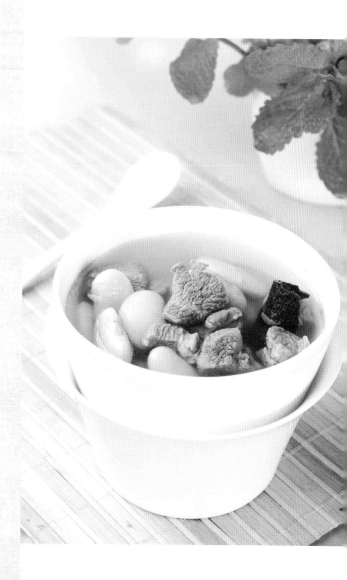

让四肢暖起来，拒绝做冰美人

你是不是四肢冰冷的体质？

很多女性有四肢冰冷的烦恼，尤其到了严寒季节，穿再多的衣服，也无法温暖冰冷的手脚，甚至手足关节会出现僵硬、紫暗而不灵活的现象。有些病情严重的女性即便是在炎热的季节也会出现上述现象。其实只要让阳气顺利循环到四肢末梢，就可使冰美人的手脚暖起来。

阳气虚弱体质

中医认为，四肢冰冷是阳气虚弱体质的常见症状。阳气犹如温暖身体的一股热流，具有保持体温、抵抗寒气入侵的功效，也是脏腑生理活动的原动力。当阳气虚弱时，除了会引起四肢冰冷、怕冷怕风及脸色苍白等虚寒现象，也常伴有精神不振、疲倦无力、容易出汗、懒言懒动、头晕嗜睡等活动能力低下的症状。

寒湿入侵体质

这类体质的人，当寒湿入侵人体时，会影响血液循环、减少气血运行，平日可用辛温的中药材来祛寒除湿，如防风、桂枝等。

外寒内热体质

这类体质除了四肢冰冷，同时还会出现口燥咽干、口渴喜饮水、睡时流汗、大便干硬、尿量少等燥热症状。由于火热闷在体内，使温热阳气无法传到四肢末端，因而手足冰冷，常出现在部分免疫风湿性疾病，如类风湿性关节炎、红斑狼疮等患者身上，此时不宜单独使用温补的药材，可同时加入玉竹、薏米、麦冬等凉润中药，以免火上浇油。

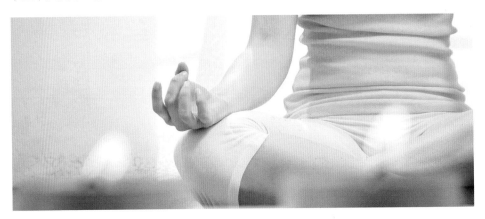

暖四肢的生活常识

饮食调养这样做

外寒内热体质：吃平和及温性食物的同时，也要吃猪肉、鱼肉、海参、小白菜、丝瓜等凉润的食物，减少上火反应。切忌单独服用温热补品，应凉补与温补一起进行，以免加重病情。

阳气虚弱、寒湿入侵体质：宜多吃羊肉、鸡肉、糯米等平和及温性食物，有补气血、温阳散寒的功效；要避免常单独食用生冷寒性食品，烹调寒凉蔬菜时可加入姜、蒜及胡椒等调味品调和，或与温热性肉类一起吃，而寒凉水果可与温热水果一同食用。

生活调养这样做

养成固定的运动习惯：这样可以促进血液循环，产生热量，提高身体的抗寒能力。

做好保暖措施：冬天做户外活动时，可针对暴露在外的头部、四肢部分加强保暖，戴上口罩、手套、围巾，室内可合理使用暖炉、电热毯等保暖设备祛除寒气。

暖身药油泡脚：将黄精15克、桂枝15克、防风15克、川芎15克、当归15克切成小块，放入1 000毫升小麦胚芽油中浸泡15天即成。每次取适量加入温水中泡脚即可。

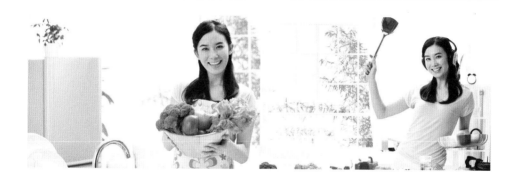

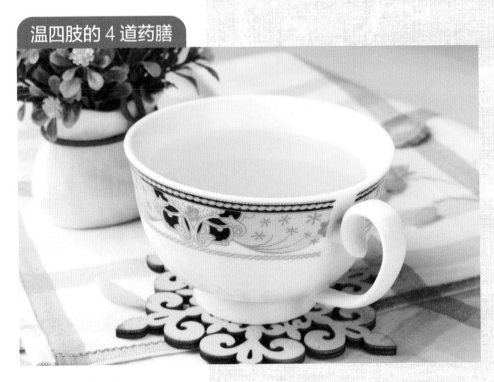

人参麦冬茶

功效：振奋阳气、养肺镇咳。

材料：人参 60 克，麦冬 20 克
调料：蜂蜜适量

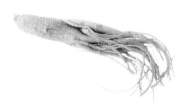

做法：

步骤 1 备好的人参切片，待用。

步骤 2 蒸汽萃取壶接通电源，往内胆中注入适量清水至水位线，放上漏斗，倒入人参片、麦冬，扣紧壶盖，按下"开关"键，选择"萃取"功能，机器进入工作状态。

步骤 3 待机器自行运作 5 分钟，指示灯跳至"保温"状态，断电后取出漏斗，将药茶倒入杯中，调入蜂蜜即可。

| 适用对象 |
易感冒、咳嗽、四肢冰冷者。

生姜羊肉粥

功效: 温中散寒、助阳益气。

材料: 水发大米100克, 羊肉70克, 姜丝、葱花各少许

调料: 盐、鸡粉各2克, 料酒10毫升

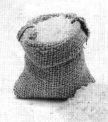

做法:

步骤1 将洗净的羊肉切成小块, 锅中注水烧开, 加料酒, 用大火略煮一会儿, 汆去血水, 捞出羊肉, 沥干水分, 待用。

步骤2 砂锅中注入适量清水烧热, 倒入汆过水的羊肉, 撒上姜丝, 再淋入料酒, 盖上盖, 烧开后用小火煮约20分钟, 揭盖, 倒入水发大米, 搅拌均匀, 再盖上盖, 用小火续煮约30分钟至食材熟透, 揭开盖, 加入盐、鸡粉, 拌匀调味。

步骤3 撒上葱花, 拌匀, 略煮一会儿, 至其散出香味, 关火后盛出煮好的粥, 装入碗中即可。

| 适用对象 |
饮食不佳、胃痛、四肢冰冷者。

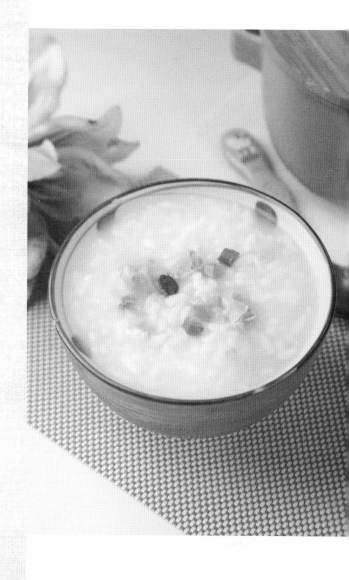

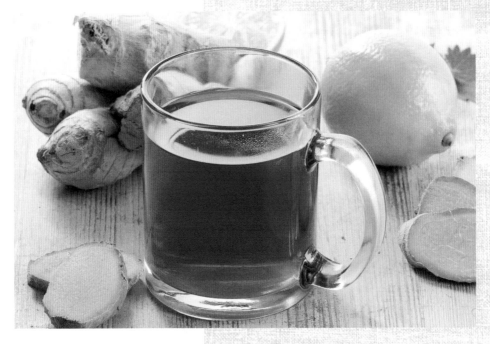

生姜肉桂散寒茶

功效: 散寒除湿、温阳益气。

材料: 生姜 15 克, 肉桂 6 克
调料: 蜂蜜适量

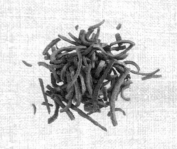

做法:

步骤 1 砂锅中注入适量清水烧热, 倒入生姜、肉桂。

步骤 2 盖上锅盖, 用中火煮 30 分钟, 至药材析出有效成分。

步骤 3 关火后揭开盖, 搅拌均匀, 盛入煮好的药茶, 调入蜂蜜即可。

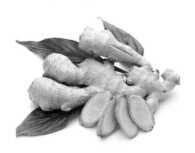

| 适用对象 |
感冒、四肢冰冷者。

八角肉桂暖身酒

材料： 八角25克，枸杞40克，当归35克，肉桂20克，高粱酒500毫升

调料： 冰糖适量

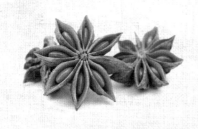

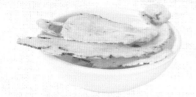

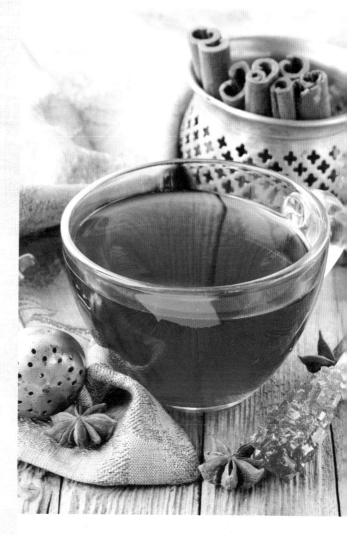

做法：

步骤1 取一干净的玻璃罐，倒入备好的枸杞，撒上洗净的当归，放入洗好的八角、肉桂，注入高粱酒。

步骤2 盖上盖子，扣紧，置于阴凉处浸泡约7天即可，饮用时可加入适量冰糖，口感更佳。

| 适用对象 |

常年四肢冰冷者。

你不是肥！是水肿了

肥胖和水肿对很多女士来说就像是一个魔咒，令人不惜一切地想去摆脱它，可是一旦用错了方法的话，后果不堪设想，现在有很多美容院用服药或注射来减肥、去水肿，建议各位女性不可盲目追随以免损害健康。

你是肥还是肿呢？有人半讨好半逗笑地对你说："你不是肥，只是水肿！"相信这就是俗语常说的肥肿难分。但其实肥与肿并不难分，肥胖是指脂肪的过度积聚，现多以身高指数作为标准；水肿则是指血管外的组织间隙中有过多的体液积聚。想知道自己有没有水肿，可试试以拇指按压手脚皮肤表面，按压后皮肤若产生凹陷而不能及时回弹的话，则很大可能是水肿的问题。

中医认为，水肿与肺、脾、肾及三焦有关，《黄帝内经》有云："饮食入胃，游溢精气，上输于脾，脾气散精，上归于肺，通调水道，下输膀胱，水精四布，五经并行。"概括性地描述了人体津液的正常运行，津液源于水谷精微，被胃吸纳后可循不同的途径输送至全身及排出体外，当中包括脾的传输功能、肺的宣发肃降功能及肾的气化功能等，并以三焦作为输布的通道。

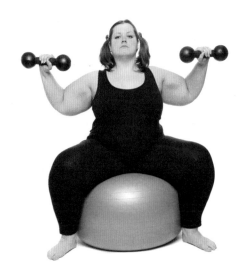

简单地说就是人体的津液不会自行流动，而是需要气的推动，透过不同的脏腑功能，再加上顺畅的道路，津液才能畅通运行滋养全身。倘若脾、肺、肾及三焦脏腑功能失常，推动能源不足，可导致津液的输布及排泄障碍。津液积聚肌肤无法畅通运行便可引致眼睑肿胀、身体浮肿等水肿现象，可见中医学上水肿与津液的输送及排泄有密切的关系。

气虚、阳虚、痰湿重的人都易有水肿的问题，因为津液的正常输送与排泄需要气的推动，气虚、阳虚令推动能源不足，津液流动乏力，痰湿阻滞水道，便会令水湿停滞而发生水肿。

消肿小窍门

饮食调养这样做

饮食清淡：水肿主要是水分和盐分代谢异常，应吃清淡的食物，以免食入过多盐分。

湿热错杂体质：除了吃平和及温暖的食物外，也要多吃冬瓜、芹菜、丝瓜、小白菜等凉润的食物，减少上火反应。

元气虚损体质：宜多吃平和、温暖的食物，可以达到补气血、祛湿气的效果，特别是可以多吃鲤鱼和红豆，祛湿效果更好；要避免时常单独食用寒凉的食物，若是烹调寒凉的菜肴，可加葱、姜等中和凉性。

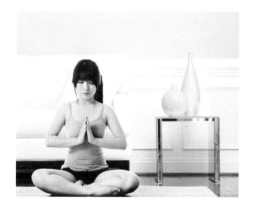

生活调养这样做

穿合脚鞋及平底鞋：要穿大小刚好、鞋底软硬适中的鞋，才能保证脚部血液循环的顺畅，挑选鞋子尽量以平底鞋为主，可防止上半身压力集中在脚尖，造成血液循环不畅。

避免站太久或坐太久：长时间站立或坐着，会使下肢静脉血液回流困难，滞留在静脉内，使血管内的压力增加，部分水分就会渗透到血管外皮下组织间隙，产生水肿。

睡觉前抬高小腿：把双脚抬高 10 ~ 30 分钟，可以帮助下肢静脉血液回流，改善淋巴回流，并将水分带回心脏、肾脏代谢。

活动四肢：养成规律的运动习惯，每次以 30 分钟为限，并搭配促进下肢血液回流的运动，如倒踩自行车、抬腿等都很适合。

按摩脾经：用拇指指腹由内踝旁沿腿骨边缘向上推至膝盖旁骨头尽处，操作 2 分钟。

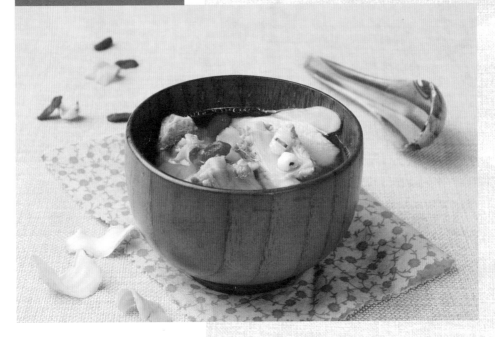

山药百合薏米汤

功效：祛湿降火、滋阴养颜。

材料： 山药 15 克，龙牙百合 12 克，枸杞 9 克，玉竹 9 克，薏米 20 克，排骨块 200 克

调料： 盐 2 克

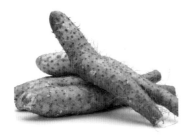

做法：

步骤 1 将山药、薏米、玉竹、枸杞、龙牙百合装入碗中，倒入清水泡发 10 分钟，排骨块汆水，待用。

步骤 2 砂锅中注入适量清水，倒入排骨块、山药、薏米、玉竹，拌匀，加盖，大火煮开转小火煮 100 分钟至有效成分析出，揭盖，放入龙牙百合、枸杞，拌匀，加盖，续煮 20 分钟至食材熟透。

步骤 3 揭盖，加入盐，稍稍搅拌至入味，关火后盛出煮好的汤，装入碗中即可。

| 适用对象 |

下肢水肿、口干舌燥、心烦易怒者。

冬瓜山药排骨汤

材料: 冬瓜250克,排骨300克,黄豆、白扁豆100克,党参30克,山药20克,姜片少许

调料: 盐2克

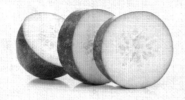

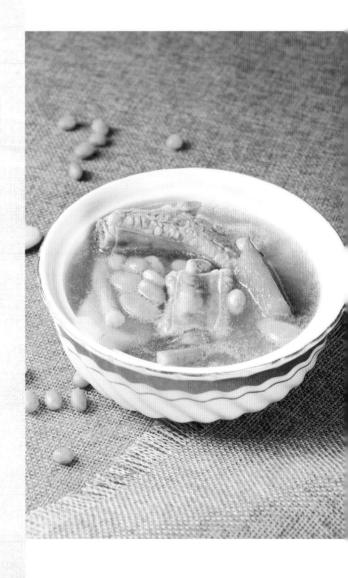

做法:

步骤1 洗净的冬瓜切块,锅中注入适量清水烧开,倒入排骨块,氽煮片刻,关火后捞出氽煮好的排骨块,沥干水分,待用。

步骤2 砂锅中注入适量清水,倒入排骨块、冬瓜、黄豆、白扁豆、姜片、山药、党参,拌匀,加盖,大火煮开转小火煮2小时至有效成分析出。

步骤3 揭盖,加入盐,稍稍搅拌至入味,关火后盛出煮好的汤,装入碗中即可。

| 适用对象 |
消化不良、水肿者。

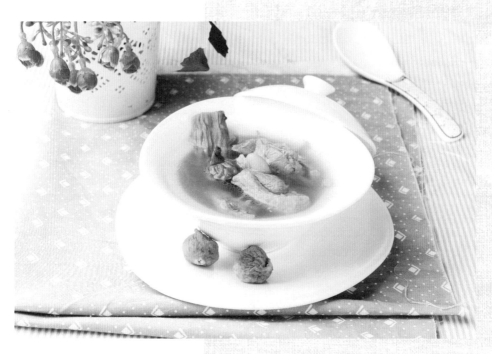

土茯苓笋干鸡汤

功效: 利水消肿、养颜美容。

材料: 土茯苓 12 克, 白扁豆 12 克, 无花果 3 个, 笋干 20 克, 鸡块 200 克

调料: 盐 2 克

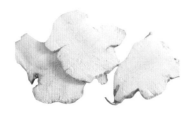

做法:

步骤 1 将土茯苓装入隔渣袋, 泡发 10 分钟, 将白扁豆、笋干泡发 2 小时, 无花果泡发 30 分钟, 鸡块氽水。

步骤 2 砂锅中注入适量清水, 倒入鸡块、土茯苓、白扁豆、笋干, 拌匀, 加盖, 大火煮开转小火煮 90 分钟至有效成分析出, 揭盖, 放入无花果, 拌匀, 加盖, 续煮 30 分钟至无花果熟。

步骤 3 揭盖, 加入盐, 稍稍搅拌至入味, 关火后盛出煮好的汤, 装入碗中即可。

| 适用对象 |
乏力、便软腹泻、水肿者。

猪苓红豆粥

功效：清热解毒、利水消肿。

材料： 水发大米 80 克，水发红豆 80 克，猪苓粉 10 克，姜丝、葱花各少许

调料： 盐、鸡粉各 2 克

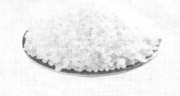

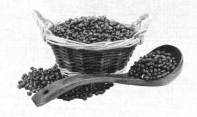

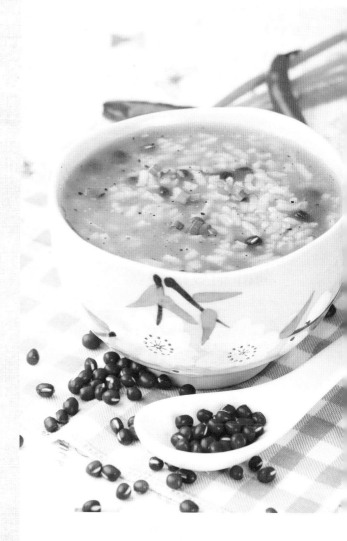

做法：

步骤 1 砂锅中注入适量清水烧开，放入备好的红豆、大米、猪苓粉，拌匀。

步骤 2 盖上盖，烧开后用小火煮 1 小时至食材熟透，揭盖，放入姜丝、盐、鸡粉，拌匀调味。

步骤 3 关火后盛出煮好的粥，装入碗中，撒上葱花，待稍微放凉后即可食用。

|适用对象|

小便热痛、水肿者。

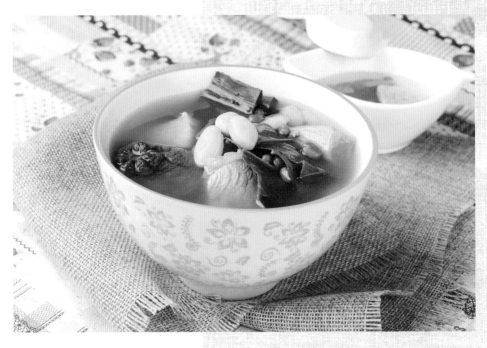

荷叶扁豆绿豆汤

功效: 清热利尿、化痰除湿。

材料：瘦肉 100 克，荷叶 15 克，
水发绿豆 90 克，水发扁豆 90 克，
陈皮 30 克

调料：盐 2 克

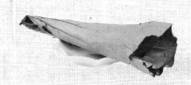

做法：

步骤 1 洗净的瘦肉切大块，锅中注入适量清水
烧开，放入瘦肉块，汆煮片刻，关火后捞出汆
煮好的瘦肉块，沥干水分，装入盘中待用。

步骤 2 砂锅中注入适量清水烧开，倒入瘦肉块、
荷叶、陈皮、扁豆、绿豆，拌匀，加盖，大火
煮开后转小火煮 1 小时至熟。

步骤 3 揭盖，加入盐，搅拌片刻至入味，关火
后盛出煮好的汤，装入碗中即可。

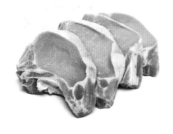

| 适用对象 |
水肿、痰多、小便热痛者。

第五章

针对都市熟女的烦恼，中医有秘诀

节奏快、压力大的都市生活或多或少地给女性带来了烦恼，常出现一些不适症状，如头痛、情绪障碍等，学点中医的去除烦恼的秘诀，生活可以更美好。

回到不头痛的时代

中医眼中的头痛原来分这么多种

头痛病是指由于外感与内伤，致使脉络拘急或失养，清窍不利所引起的以头部疼痛为主要临床特征的疾病。头痛既是一种常见病症，也是一个常见症状，可以发生于多种急、慢性疾病过程中，有时亦是某些相关疾病加重或恶化的先兆。

本病近年来发病率呈上升趋势，尤其偏头痛，一般人群发病率达5%，30岁以下发病者逐年增长，男女患病率之比约为1：4。相当数量的病人尤其久治不愈者，往往求治于中医。

中医将本症主要分为以下几类	
外感风寒型	吹风受寒易诱发，有时痛连项背，恶风寒，喜裹头，口不渴。适宜食用紫苏、白芷、辛夷、苍耳子、生姜等。
外感风热型	头涨痛，甚则如裂，恶风发热，面红耳赤，口渴，或咽红肿痛，尿黄或便秘。适宜食用蔓荆子、薄荷、金银花、连翘、葛根等。
外感风湿型	头痛如被湿布裹住，肢体困重，食少胸闷，小便不利，大便溏稀。适宜食用羌活、独活、薏米、防风、辛夷等。
肝阳上亢型	头痛伴有眩晕，感觉天旋地转，心烦易怒，夜眠不宁，或兼胁痛，面红口苦。适宜食用天麻、钩藤、决明子、菊花、枸杞等。
气血亏虚型	发病缓慢，头痛昏重，头晕，心悸不宁，神疲乏力，面色苍白。适宜食用红枣、黄芪、当归、党参、红参等。
痰浊上扰型	头痛昏蒙，胸脘满闷，呕恶痰涎。适宜食用半夏、厚朴、天麻、茯苓、陈皮等。
气滞血瘀型	头痛经久不愈，痛处固定不移，痛如锥刺，或有头部外伤史。适宜食用丹参、红花、桃仁、当归、川芎等。

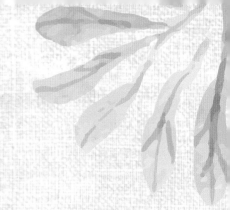

头痛保健的日常小窍门

祛痛小妙方

药粉塞鼻止痛：川芎、白芷、炙远志各 15 克焙干，加冰片 7 克，共研成细粉后装瓶备用。在治疗偏头痛时，可用绸布包少许药粉塞右鼻，一般塞鼻后很快便可止痛。

饮浓薄荷茶缓解头痛：干薄荷叶 15 克用刚烧开的水冲泡 5 分钟后服用，早晚各服一次，对治疗头痛有一定的作用。

呼气可缓解头痛：头痛通常是由于大脑供氧过量引起的，当头痛刚发作时，拿一个圆锥形的小纸袋或小塑料袋（不应透气），将袋子开口的一头捂住鼻子和嘴，用力向袋内呼气，以减少大脑中的氧气，反复数次后，头痛就会缓解，最后头痛消失。

温水浸泡双手可治酒后头痛：喝白酒或葡萄酒过量引起头痛时，可取一个脸盆，倒入温水，水温适中，不宜过烫，然后将双手和腕关节完全浸泡在水中即可使头痛很快消失或减轻，经数次使用，效果明显。

梳摩可治头痛：将双手 10 个指头放在头部最痛的地方，像梳头那样进行轻度的快速梳摩，每次梳摩约 100 个来回。通过梳摩，可将头部痛点转化为痛面，疼痛即可缓解。

预防调理综合法

保持心情愉快：学会疏导自己的情绪，避免暴怒和郁闷不乐的情绪发生，以免加重头痛。

头痛发作时要设法分散注意力：学会放松紧张的情绪，可收听柔和、抒情、欢快的音乐，保持情绪稳定，也可静坐放松。

居住环境良好：宜安静整洁，空气流通，光线柔和或偏暗，温湿度适宜，床铺要清洁干燥、平软；多休息，卧位舒适；避免一切外界不良刺激。

戒烟酒、调饮食：应戒烟酒，饮食宜清淡，少食肥甘厚味，饮食有节，定时定量，少食多餐。

配合食疗：如肝阳上亢者，可多食银耳汤、冬瓜、黄瓜、萝卜等以养阴清热；痰浊阻络者，可常服冬瓜、薏米、山楂、鲤鱼等，少食生湿生痰之品；气血亏虚者，宜多食补益气血的食品，如当归、鸡肉、红枣、蘑菇、银耳等。

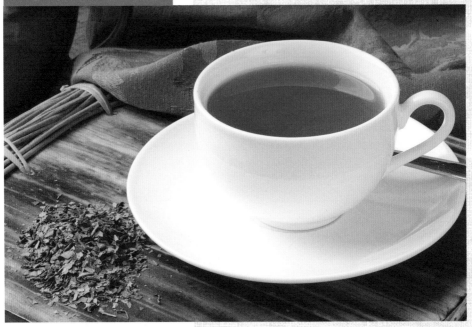

散寒止痛茶

功效: 祛风散寒、活络止痛。

材料: 紫苏叶 20 克, 姜片 20 克, 白芷 9 克

调料: 红糖适量

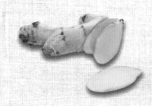

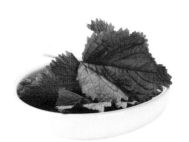

做法:

步骤 1　砂锅中注入适量清水, 放入洗净的姜片、白芷, 加盖, 大火煮开后转小火煮 40 分钟至有效成分析出。

步骤 2　揭盖, 倒入紫苏叶、红糖, 拌匀, 加盖, 续煮 10 分钟至食材入味。

步骤 3　揭盖, 稍稍搅拌, 关火后将煮好的茶倒入茶杯中即可。

| 适用对象 |

风寒感冒初起头痛者。

党参红枣豆浆

功效：益气养血、美容祛斑。

材料： 水发黄豆 55 克，红枣 15 克，党参 10 克

调料： 白糖适量

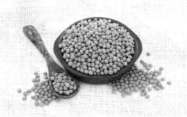

做法：

步骤 1　洗好的红枣切开，去核，把枣肉切成小块，将已浸泡 8 小时的黄豆倒入碗中，加入适量清水，用手搓洗干净。

步骤 2　将洗好的黄豆倒入滤网，沥干水分，把备好的黄豆、红枣、党参倒入豆浆机中，注入适量清水，至水位线即可，加入适量白糖，盖上豆浆机机头，选择"五谷"程序，再选择"开始"键，开始打浆，待豆浆机运转约 20 分钟，即成豆浆。

步骤 3　将豆浆机断电，取下机头，把煮好的豆浆倒入滤网，滤取豆浆，倒入碗中，用汤匙撇去浮沫即可。

| 适用对象 |

体虚乏力、面色暗黄、头痛者。

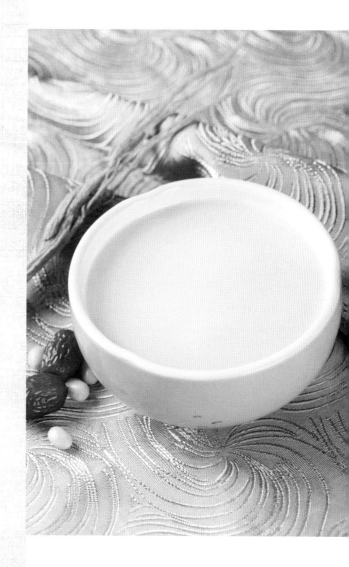

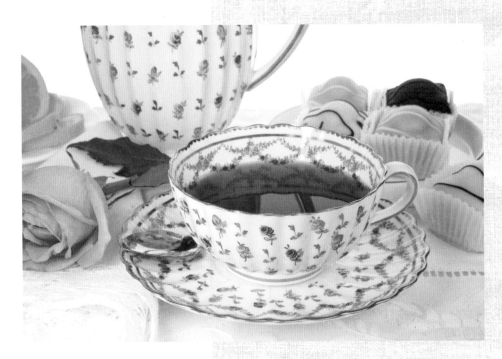

解郁镇痛茶

功效: 理气解郁、活络止痛。

材料： 川芎 15 克，天麻 15 克，柴胡 9 克

调料： 蜂蜜适量

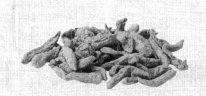

做法：

步骤 1 锅中注入适量清水，倒入已备好的药材，浸泡约 25 分钟。

步骤 2 盖上盖，用大火煮开后转小火，续煮 20 分钟至药材有效成分析出。

步骤 3 揭盖，关火后调入蜂蜜，盛出煮好的药汤，装碗即可。

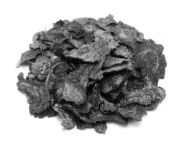

| 适用对象 |

烦躁易怒、郁闷的头痛者。

薄荷糙米粥

材料: 水发糙米 150 克, 枸杞 15 克, 鲜薄荷叶少许

调料: 冰糖 25 克

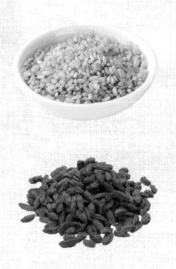

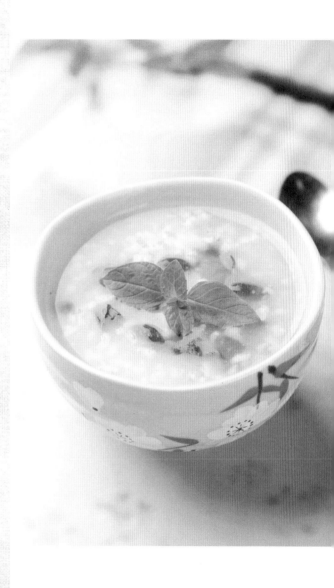

做法:

步骤 1 砂锅中注入适量清水烧热, 倒入洗净的糙米, 搅散, 盖上盖, 烧开后转小火煮约 40 分钟, 至食材熟软。

步骤 2 揭盖, 倒入洗净的薄荷叶, 搅匀, 略煮一会儿, 撒上备好的枸杞, 拌匀, 用中火煮约 2 分钟, 至食材熟透。

步骤 3 加入冰糖, 拌匀, 用大火煮至溶化, 关火后盛出煮好的糙米粥, 装入碗中即可。

| 适用对象 |
上火、风热感冒头痛者。

爱美女性难忍的皮肤问题

上了年纪，皮肤干到不行

皮肤干燥、脱屑是现代女性常见的美容问题，症状轻微者仅仅影响外在美，严重者甚至会造成干裂、疼痛、出血及瘙痒红疹等不适症状，容易发生于长期待在冷气房的上班族身上。另外，在干燥寒冷的秋冬季节病情会更严重，所以当空气过于干燥，皮肤表面血液供应开始减少，就应注意保湿。

身体表面末梢血液循环不良、过敏体质、爱吃燥热上火食物、内分泌失调会使皮脂腺及汗腺减少汗液及油脂的分泌，导致皮肤干燥，常见于头面部、眼睛周围、脖子、四肢关节、手部及脚踝等暴露于外的部位，当气候寒冷时，症状会加重，气候温暖则缓解。

中医认为皮肤干燥常由气血不足或干燥上火而引起，因为"肺主皮毛"，所以当肺气虚弱、血液不足时，除了皮肤干燥，还会伴有脸色没有光泽、暗沉粗糙，当体表阴凉的保湿液体分泌不足时，就会干裂出血，甚至瘙痒难忍，因此滋阴润肺、补养气血为美肤大法。

不时冒出来的痘痘

长痘痘是现代人常见的"面子"问题，多因肌肤油脂分泌过多导致，以脸及脖子最为常见，但前胸、后背及上臂等处，也是好发部位。青春期发作称为青春痘，30岁以后则为成人痘。

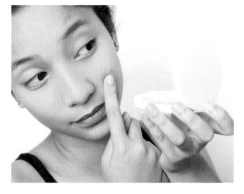

西医称痘痘为痤疮，起初是白头或黑头粉刺，若感染细菌，发炎后会形成红肿痒痛的丘疹、脓包，严重者会变成深红色的囊肿。常因内分泌失调、紧张焦虑、压力大、作息不规律、睡眠不足、喜欢吃辛辣刺激食物、便秘、护肤品使用不当等引起。

中医认为长痘痘多是由于情绪郁闷及干燥上火而诱发，急性发作期是属于中医的湿热体质，当以金银花、赤芍、葛根等中药治疗，可达到清热利湿的效果，当痘痘逐渐改善后，可试着调畅自身的情绪，以防复发。

养护皮肤的常识

皮肤干燥调养这样做

补充水分：每天需要补充1500～2000毫升的水分，滋润皮肤。

多吃滋润皮肤的食物：银耳、百合、山药等食物含有大量的胶质，可补充皮肤流失的胶原蛋白。

适当补充优质油脂：皮肤干燥可适量摄取坚果类如松子、杏仁、核桃等，以补充优质油脂，油性肌肤者则不宜多吃。

依天气做适当的保护措施：干冷天气可戴围巾、手套或穿袜子保护容易干裂的部位，避免冷风直接吹袭敏感肌肤。天气炎热应戴帽子、撑遮阳伞防晒，以免辐射入侵，天气冷时若使用暖气，宜使用喷雾增湿器，或放置一盆水，保持室内的温度与湿度，以免皮肤过于干燥。

勤擦保湿乳液：干性肌肤的人洗澡或洗手后，应立即涂上保湿乳液或护手霜，及时补充水分与油脂；洗时水温不宜过高，以滋润度高的温和沐浴乳或洗手液为佳。

长痘痘调养这样做

饮食控制：少吃属性燥热的烧烤油炸、辛辣刺激及过甜食物，以免加重上火反应，不新鲜的海鲜也要少碰，以免产生过敏性痘痘。

戒烟酒：烟酒为燥热的刺激物，抽烟喝酒容易上火而加重病情。

正确地清洁脸部：油性肌肤每日可用中性肥皂清洗脸部2～3次，保持脸部干净清爽。

选择适合肌肤的化妆品：以无香料、少油性的化妆品为首选，避免使用厚重的粉妆来遮盖痘痘，否则造成皮脂腺阻塞，发炎会更严重。

找专业人士协助治疗：痘痘严重者可找专业的美容师协助治疗，切勿自己挤压，以免引发局部炎症及蜂窝组织炎。

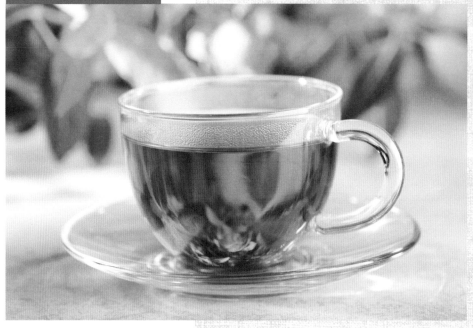

补水嫩肤茶

功效: 滋润皮肤、祛除暗沉。

材料：芦荟90克, 玫瑰花9克,
桂花9克

调料：蜂蜜适量

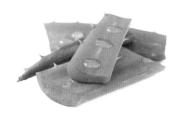

做法：

步骤1 将洗净的芦荟去除表皮, 切取芦荟肉,
切去边刺, 再切成小丁, 备用。

步骤2 砂锅中注入适量清水烧开, 放入芦荟丁、
玫瑰花、桂花, 盖上盖, 用小火煮约15分钟,
至其析出营养成分。

步骤3 用中火续煮片刻, 关火后盛出煮好的芦
荟茶, 装入杯中, 调入蜂蜜即成。

| 适用对象 |
皮肤干燥、粗糙, 脸色暗黄者。

甘草莲心茶

材料： 甘草 10 克，莲子心 7 克，
干薄荷叶 3 克

调料： 蜂蜜适量

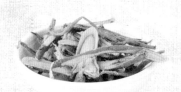

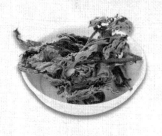

做法：

步骤 1 砂锅中注入适量清水烧
开，放入甘草、莲子心。

步骤 2 盖上盖子，用小火煮 15
分钟，揭盖，关火后放入干薄荷
叶、蜂蜜，搅拌均匀，闷 5 分钟。

步骤 3 将煮好的茶水盛出，装
入碗中即可。

| 适用对象 |

火盛长痘者。

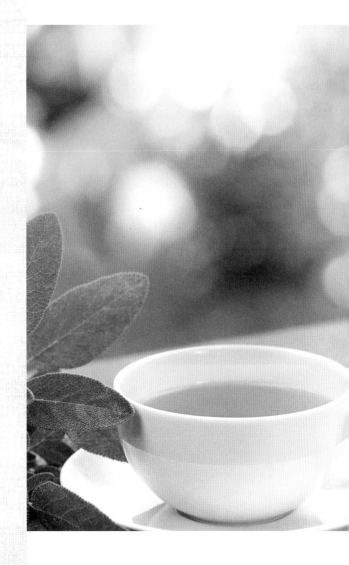

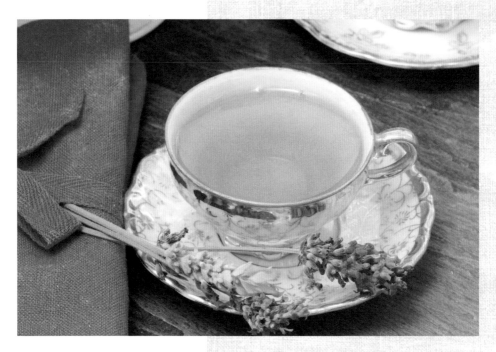

银花菊兰茶

功效: 清热解毒、控油祛痘。

材料：金银花 15 克，菊花 9 克，
紫罗兰 6 克

调料：蜂蜜适量

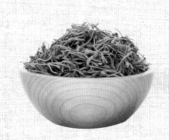

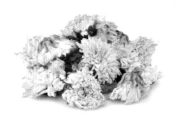

做法：

步骤 1 砂锅中注入适量清水烧开，倒入洗净的
菊花、金银花、紫罗兰，搅拌匀。

步骤 2 盖上盖，烧开后用小火煮约 10 分钟，
至药材析出有效成分。

步骤 3 关火后揭盖，盛出煮好的药茶，滤入茶
杯中，调入蜂蜜，趁热饮用即可。

|适用对象|

头皮或脸部出油、青春痘、成人痘者。

银耳薏米双红羹

功效：美容养颜、滋阴嫩肤。

材料： 水发银耳 40 克，水发薏米 30 克，水发红豆 20 克，红枣 6 枚

调料： 冰糖适量

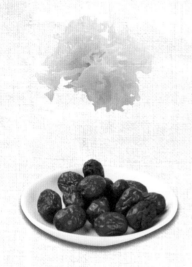

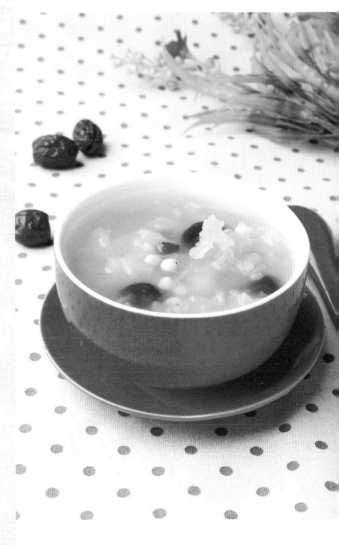

做法：

步骤 1 砂锅中注入适量清水，倒入银耳、红豆、红枣、薏米，拌匀。

步骤 2 加盖，大火煮开转小火煮 50 分钟至析出有效成分，揭盖，放入冰糖，拌匀，加盖，续煮 10 分钟至冰糖溶化。

步骤 3 揭盖，稍稍搅拌至入味，关火后盛出煮好的汤，装入碗中即可。

| 适用对象 |

皮肤干燥、暗沉，易生痘痘者。

排压定情绪，不再神经质

情绪障碍有哪些？

心身症

心身症是由心理、外在环境、社会因素所引起的身体症状或疾病，患者因承受过大的压力，无法将压力释放，因而透过身体上反复发作的症状来反映内在的压力，一般不易被察觉有精神状况的问题。初期以身体症状为主，虽然身体不舒服，但到医院做各种检查，结果却是正常的，而且治疗都无法改善，并会持续复发，长期下来实际精神问题反而被掩盖，时常误治，延误病情。常见症状以头痛头涨、记忆力减退、身体疼痛、四肢冰冷、心悸胸闷、呼吸气短、睡眠不安、倦怠乏力等为主。

焦虑症

焦虑症是最常见的神经官能症，程度有轻有重，若焦虑表现程度超过实际状况，或是明显影响生活、工作、人际，就属于病态焦虑症，包含有广泛性焦虑症、恐慌症、强迫症等。常见的症状包括持续不停地紧张，甚至会胡思乱想，注意力无法集中，睡眠障碍，多梦易醒，呼吸困难，头痛，肠胃不适，肌肉紧绷等。

忧郁症

忧郁症是常见的精神疾病之一，诱发原因除了自身心理因素外，还有外在的压力，部分患者因大脑神经传导减弱，造成神经兴奋能力减弱，可有先天忧郁症的倾向。另外，严重的慢性病患者，如癌症患者、免疫功能失调患者、重症病人，也会因生理病变引起忧郁症。忧郁症患者以情绪失调、心理障碍为主要症状，在心理症状方面主要有情绪低落、对事物失去兴趣，其他常见症状有精神无法集中、记忆力减退、反应迟钝，甚至出现自责、无助感、绝望感、罪恶感、自杀倾向等。

躁郁症

一般人的情绪会有适度的高低变化，情绪起伏的幅度、持续度超过一般人可能就是躁郁症。本症患者会不断经历躁、郁两种相反的情绪，周期性地反复出现，但在两次发病期间，通常会恢复到原本正常的状态。患者会表现出情绪高亢、兴奋愉悦、好辩善争论、容易烦躁易怒、与人发生冲突、自视过高等无法自制的行为。

养护皮肤的常识

饮食调养这样做

忧郁体虚宜补气血：可适当食用营养丰富的食物，如蛋、鱼、肉、红枣、莲子等食品，达到温补气血、增强活力的效果。

烦躁失眠宜滋阴降火：不宜常吃辛辣刺激、油炸、烧烤类食物，以免助虚火；宜多吃蔬菜、水果，如银耳、百合、梨等食物，可达到清凉滋润、安神定志的效果。

肠胃不适宜温阳健脾胃：空腹时不宜食用寒凉生冷或是未煮熟的食物；纤维素含量过高、难以消化的食物也不宜多吃，以免损伤脾胃，影响消化吸收。

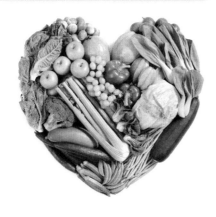

生活调养这样做

寻求专业治疗：大众对精神疾病有错误认知，甚至还把精神疾病认为是羞于启齿、丢脸的疾病，不仅造成患者家属的困扰和负担，更使得患者无法接受适当的精神科医生的治疗，延误治病时机。只有及时接受正规的治疗，才能尽快地控制住病情。

规律的生活作息：良好的作息可以使身心获得适当的休息，若睡眠质量不好，除了身体产生虚弱感，而且容易上火，会加重燥热症状。当严重失眠时，白天宜尽量避免午睡，或减少午睡的时间，入夜后，应在出现睡意时才卧床，临睡前不宜饮用咖啡、浓茶等饮品。

保持情绪稳定：避免持续的紧张或过度忧郁，某些宗教信仰或精神寄托也是情绪失调患者提高抗压能力的强方。

固定适度的运动：运动可促进血液循环，分泌快乐的多巴胺，改善头痛不适、全身酸痛等症状。

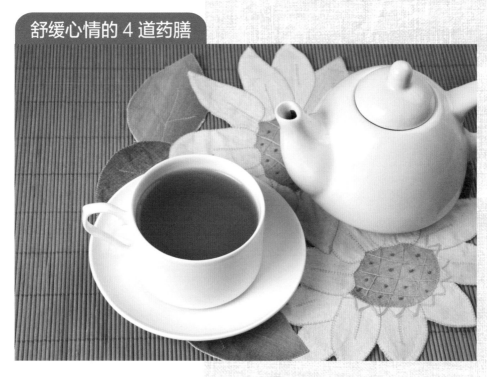

舒缓心情的 4 道药膳

人参茯神枣仁汤

功效: 安神益智、补脾益肺。

材料：人参50克，茯神10克，
酸枣仁17克
调料：白糖少许

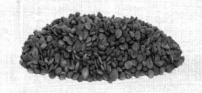

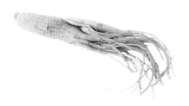

做法：

步骤 1　砂锅中注入适量清水烧热，倒入备好的
人参、茯神、酸枣仁。

步骤 2　盖上盖，烧开后用小火煮约30分钟，
至药材析出有效成分，揭盖，加入少许白糖，
搅拌匀，用中火煮至溶化。

步骤 3　关火后盛出煮好的汤汁，滤入碗中即成。

| 适用对象 |
睡眠障碍、情绪不稳、心悸者。

142

玫紫解郁茶

材料： 干玫瑰花 10 克，紫罗兰 9 克

调料： 蜂蜜适量

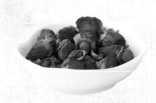

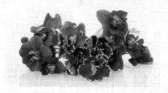

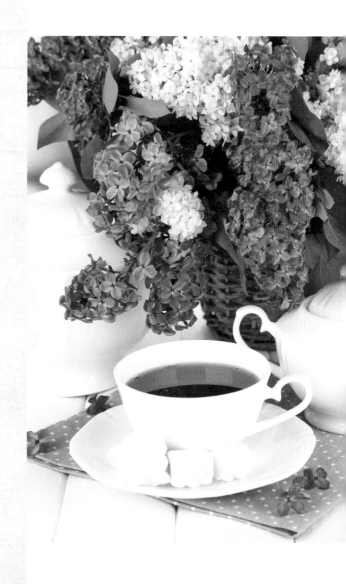

做法：

步骤 1 砂锅中注入适量清水烧开，倒入备好的玫瑰花、紫罗兰，拌匀。

步骤 2 加盖，大火煮 5 分钟至析出有效成分，关火后闷 5 分钟至入味。

步骤 3 揭盖，盛出煮好的茶，调入蜂蜜即可。

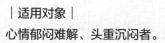

| 适用对象 |

心情郁闷难解、头重沉闷者。

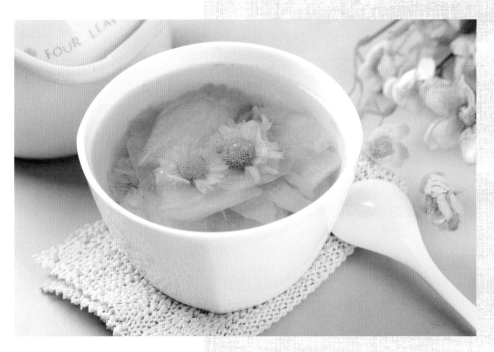

苦瓜菊花汤

功效: 清心除烦、退热镇静。

材料: 苦瓜 500 克,菊花 2 克
调料: 白糖适量

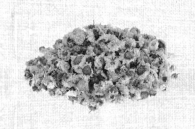

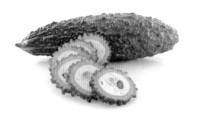

做法:

步骤 1 洗净的苦瓜对半切开刮去瓤籽,斜刀切块。

步骤 2 砂锅中注入适量的清水大火烧开,倒入苦瓜,搅拌片刻,倒入菊花,搅拌片刻,煮开后再略煮一会儿至食材熟透。

步骤 3 揭盖,加入白糖,煮至溶化,关火,将煮好的汤盛出装入碗中即可。

| 适用对象 |
急躁易怒、口渴喜饮水、大便干者。

石斛百合舒压汤

功效：安神助眠、疏肝解压。

材料： 石斛 12 克，龙牙百合 15 克，莲子 15 克，麦冬 12 克，酸枣仁 9 克，小香菇 30 克，排骨 200 克

调料： 盐 2 克

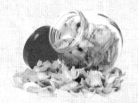

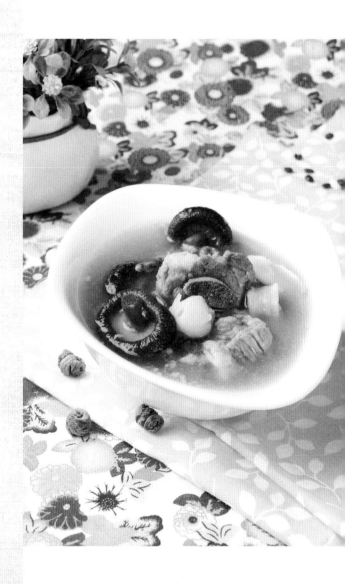

做法：

步骤 1 将酸枣仁、麦冬、石斛泡发 10 分钟，香菇泡发 30 分钟，莲子泡发 1 小时，龙牙百合泡发 20 分钟，排骨洗净余水。

步骤 2 砂锅注入 1 000 毫升清水，倒入余好的排骨，放入泡好的莲子、香菇、酸枣仁、麦冬、石斛，加盖。用大火煮开后转小火续煮 100 分钟至食材熟透，揭盖，加入泡好的龙牙百合，搅匀，加盖。煮约 20 分钟至百合熟软。

步骤 3 揭盖，加入盐，搅匀调味，关火后盛出煮好的汤，装碗即可。

|适用对象|

失眠、情绪波动起伏大者。

145

如何安抚躁动的更年期

更年期是中年女人的一道坎

在中医理论中，更年期综合征的产生是因先天肾气的衰退而诱发，除了易并发气血不足、脾胃虚弱等五脏虚证，常见如心脏无力、消化吸收不良、退化性关节炎等。也常出现病气强盛的实证，如火热、痰湿、寒毒、气郁、血瘀等，导致肥胖、胆固醇过高、高血压等。所以在补充阴、阳、气、血的同时，也应根据身体状况，适当添加消除病理产物的中药，来维护自身的健康。

中医主要将更年期综合征分为以下几类	
气血虚弱型	脸色苍白、疲劳无力、唇白色淡、皮肤干燥、头晕眼花、时常嗜睡、有胸闷或是呼吸气短、注意力难以集中、记忆力减退、月经量少、暂时停经、乳房萎缩等。适宜食用肉桂、炙甘草、红枣、党参、当归等
脾胃虚弱型	食欲不振、喜欢打嗝、恶心呕吐、腹胀、大便较稀或腹泻等。适宜食用茯苓、白术、山药、红枣、葛根等
燥热上火型	自觉发热、手足心发烫、睡觉时流汗、烦躁焦虑、失眠多梦、眼睛干涩畏光、大便干硬或是便秘、尿量少等。适宜食用西洋参、玉竹、女贞子、天冬、石斛等
情绪失调型	焦躁忧郁、悲伤、郁郁寡欢、喜怒无常等。适宜食用小麦、菊花、芍药、柴胡、玫瑰花等
痰湿蕴结型	新陈代谢降低、容易肥胖、胸闷、恶心欲吐等。适宜食用薏米、葛根、陈皮、冬瓜、半夏等

更年期综合征的日常生活保健

饮食调养这样做

补充钙质及维生素 D：多饮食含钙丰富的牛奶、酸奶、小鱼干、芝麻等，多晒太阳，能有效防止骨质流失速度过快，引发骨质疏松症。

适量食用含天然植物性雌激素的食物：黄豆及其豆制品、山药，这些食物中含有丰富的植物性雌激素，可以缓解更年期症状。

健康饮食原则：遵从高维生素、优质蛋白，低脂、低盐的饮食原则，可降低患心血管病症的风险。盐的摄入量最好一天不超过 10 克，以免引起水肿、血压升高；酒和咖啡会加重不安情绪，并增加骨质疏松症患病率。

生活调养这样做

适当运动：定期适量的运动，每周 3 次，每次坚持 30 分钟到 1 小时，可以维持新陈代谢率，控制体重。

健康检查：更年期以后容易罹患心血管疾病、肿瘤等，只有定期健康检查，才能早发现、早治疗。

规律的起居：要保证有规律的起居生活，避免熬夜，以免上火，不可过劳，以免气血消耗太多。

家人的关怀与鼓励：在这个身心均受到冲击的时间段，来自家人的安慰是支持病人度过更年期的重要因素。

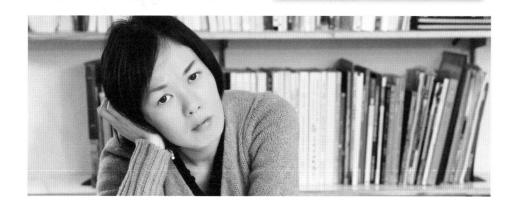

关于更年期的 2 个疑虑

更年期是所有女人必须经历的阶段，它更是女人走向成熟的一个过渡时期。所以，处于更年期的女人更应发现岁月赋予自己的宝贵的东西，积极地调整心态，才有可能变得更加淡定从容。若再搭配合理的膳食，养成良好的饮食习惯，配合得当的美容调养，相信更年期的女性会越变越美。

NO.1 初潮来得早的人更年期也来得早？

女性卵巢的卵母细胞数目在胎儿时期就已经发育完成，出生后不仅不会再增加，而且还会逐渐减少。出生时约 200 万个，月经初潮来时约剩 40 万个，最后仅有 400～500 个卵母细胞能发育成健康成熟的卵子，来维持正常月经周期或孕育胎儿。一般来说，初潮来得早的人，更年期也会来得早，但会因个人的遗传体质和养生保健的差异而不同。例如一个五年级就来初潮的女性，月经周期为 28 天，患上子宫肌瘤后，月经周期变为 21 天；从此以后，很少吃生冷寒凉食物，一边以活血化瘀的中药控制肿瘤，一边以优质滋补中药调养生殖系统，至今 50 岁仍未停经。因此若能根据体质调理，可防止更年期提早来临。

NO.2 鹿茸与蜂王浆是更年期调理的补方？

鹿茸是梅花鹿或其他品种雄鹿尚未骨化带毛的幼角，蜂王浆则是蜂王的主要食物，二者的药理学研究结果，均有良好的养生抗衰老的作用。

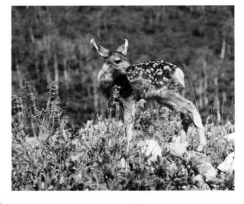

从中药学观点而言，二者均属于补肾助阳、益气养血的热性补品，仅适用于寒性体质者单独食用。常见如性冷淡、月经不调、经血过少、身体瘦弱、四肢冰冷酸痛等寒证。若同时出现火热症状，应谨慎食用。最好与清凉食品一同服用，缓解温补药力。因此当单独服用后出现上火症状，应再食用番茄、甘蔗、莲藕、豆腐等凉性食品来中和。此外，未成年幼童或肿瘤患者，应先请教医生是否可以食用，否则可能引起幼儿性早熟，加速肿瘤的增长。

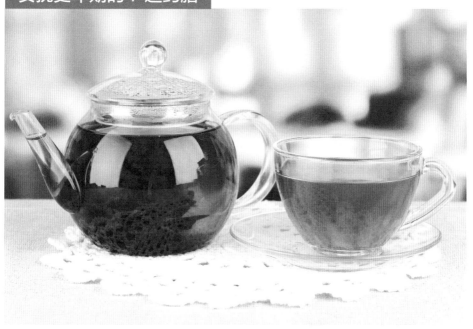

安神窈窕茶

功效: 清凉补气、补血消脂。

材料：炙甘草 15 克，酸枣仁 9 克，菊花 9 克，西洋参 6 克
调料：蜂蜜适量

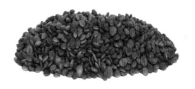

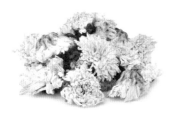

做法：

步骤 1　砂锅中注入适量清水烧热，倒入备好的药材，拌匀。

步骤 2　盖上盖，烧开后用小火煮约 30 分钟，至药材析出有效成分。

步骤 3　揭盖，关火后盛出药茶，滤入杯中，调入蜂蜜，趁热饮用即可。

| 适用对象 |
肥胖、高血脂、失眠的更年期女性。

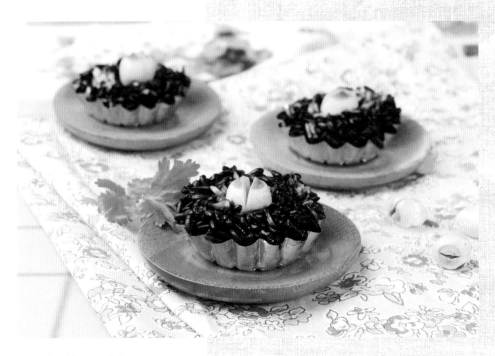

黑米莲子糕

功效: 滋阴益肾、养心安神。

材料: 水发黑米 100 克, 水发糯米 50 克, 莲子适量

调料: 白砂糖 20 克

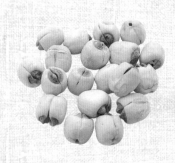

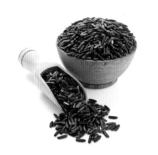

做法:

步骤 1　备好一个碗, 倒入水发黑米、水发糯米、白砂糖, 拌匀, 将拌好的食材倒入模具中, 再摆上莲子, 将剩余的食材依次倒入模具中, 备用。

步骤 2　电蒸锅注水烧开上汽, 放入装好食材的模具, 盖上锅盖, 调转旋钮定时 30 分钟。

步骤 3　30 分钟后揭开锅盖, 将米糕取出即可。

| 适用对象 |

腰膝酸软、失眠的更年期女性。

浮小麦黑枣莲子茶

功效：补血养心、安神止汗。

材料： 浮小麦 20 克，黑枣 45 克，水发黑豆 70 克，水发莲子 80 克

调料： 冰糖 30 克

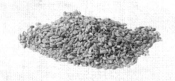

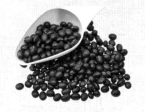

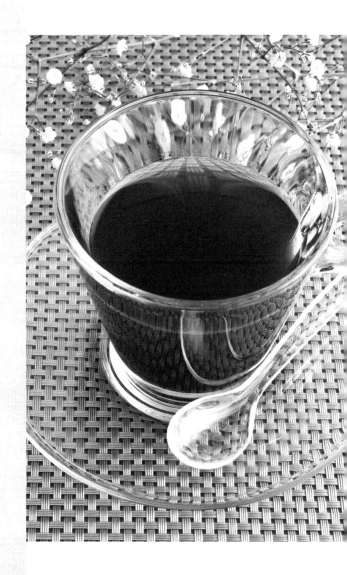

做法：

步骤 1 砂锅中注入适量清水烧开，倒入备好的浮小麦、黑枣、水发黑豆、水发莲子，搅拌均匀。

步骤 2 盖上盖，烧开后用小火煮 30 分钟，至食材熟透，揭开盖，放入备好的冰糖。

步骤 3 搅拌片刻，煮至冰糖溶化，盛出煮好的药茶，滤入碗中即可饮用。

| 适用对象 |
心悸胸闷、出汗过多的更年期女性。

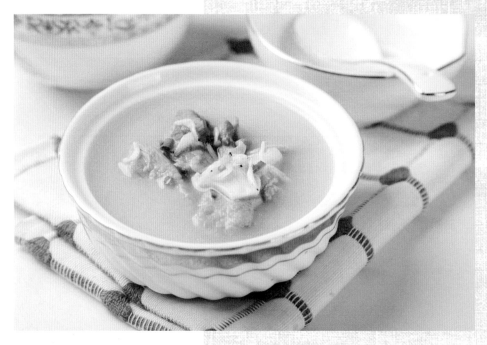

羊肉虾皮汤

功效：温肾补阳。

材料：羊肉150克，虾米50克，蒜片、葱花各少许

调料：盐2克，高汤适量

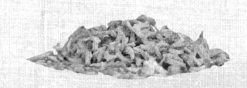

做法：

步骤1 砂锅注入高汤煮沸，放入洗净的虾米，加入蒜片，拌匀，盖上锅盖，用小火煮约10分钟至熟。

步骤2 揭开锅盖，放入洗净切片的羊肉，拌匀，盖上盖，烧开后煮约15分钟至熟。

步骤3 揭盖，加盐，搅拌匀，调味，关火后盛出煮好的汤料，装入碗中，撒上葱花即可。

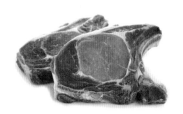

| 适用对象 |

精神不振、喜温怕冷的更年期女性。

玉竹花胶煲鸡汤

材料：花胶 20 克，玉竹 15 克，山药 15 克，枸杞 9 克，莲子 20 克，红枣 3 枚，鸡肉块 200 克

调料：盐 2 克

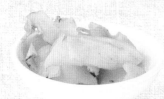

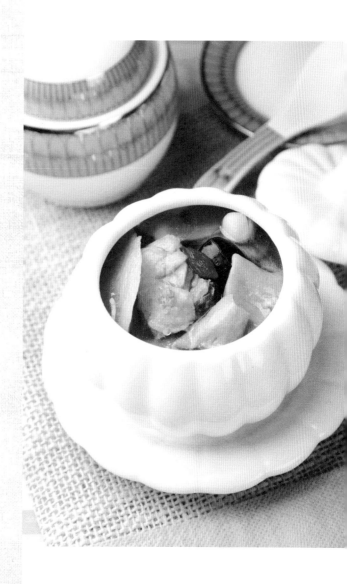

做法：

步骤 1　将花胶泡发 12 小时，用剪刀剪成段，莲子泡发 2 小时，枸杞、红枣、玉竹、山药泡发 10 分钟，鸡肉块余烫。

步骤 2　砂锅中注入适量清水，倒入鸡肉块、红枣、玉竹、山药、花胶、莲子，拌匀，加盖，大火煮开转小火煮 110 分钟至有效成分析出，揭盖，放入枸杞，拌匀，加盖，续煮 10 分钟至枸杞熟。

步骤 3　揭盖，加入盐，稍稍搅拌至入味，关火后盛出煮好的汤，装入碗中即可。

| 适用对象 |

腰酸头晕、烦热不安、手足心发烫者。

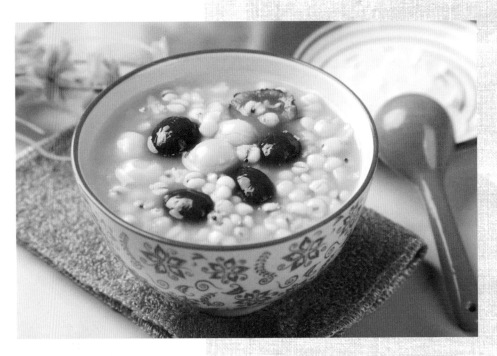

莲子薏米粥

功效: 养心安神、利水祛湿。

材料：薏米 100 克，莲子 50 克，
红枣 5 枚

调料：冰糖 15 克

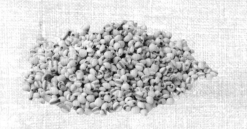

做法：

步骤 1 砂锅中注入适量清水烧开，倒入已浸泡
好的莲子、薏米以及去核的红枣，搅拌一下。

步骤 2 盖上盖，烧开后用小火煮 60 分钟，至
材料煮熟，揭盖，加入冰糖，搅拌均匀，转中
火煮至冰糖溶化。

步骤 3 关火后盛出煮好的粥，装在碗中，稍稍
冷却后食用即可。

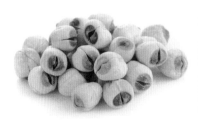

| 适用对象 |
烦躁不安、水肿的更年期女性。

滋补枸杞银耳汤

功效：滋补肝肾、润燥除烦。

材料： 水发银耳 150 克，枸杞适量

调料： 白糖适量

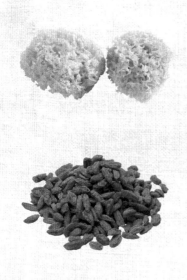

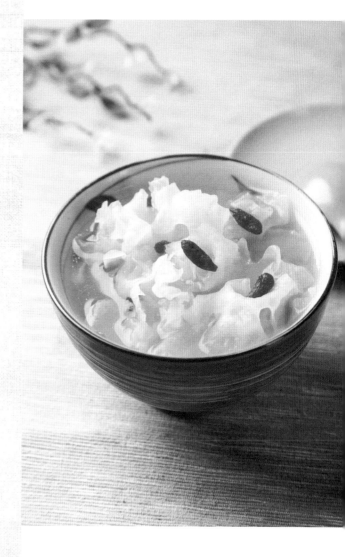

做法：

步骤 1 砂锅中注入适量清水烧开，将洗净切好的银耳倒入锅中，搅拌片刻，盖上锅盖，烧开后转中火煮 1 小时。

步骤 2 揭开锅盖，加入适量的白糖，将备好的枸杞倒入锅中，搅拌均匀。

步骤 3 把煮好的甜汤盛出，装入碗中即可。

| 适用对象 |

腰酸盗汗、耳鸣的更年期女性。

NO**1**. 少饮碳酸饮料

碳酸饮品无益人人皆知，即使是声称不含糖分的碳酸饮料，也会令身体加速衰老。原因是碳酸饮品内含有的磷酸和磷酸盐会与身体内的钙质结合后排出体外，令钙质流失。另外，女性随经血会流失大量钙质，更年期雌激素的减少也会增加骨质疏松的机会，所以说，女性不想因骨质疏松而过早出现老态，就不能多喝碳酸饮料。

NO**3**. 别常生气

"生气十分钟所耗掉的精力不亚于参加一次三千米赛跑。"从中医的角度来看，这种说法一点也不夸张，尤其是特别容易情绪波动的女人。所谓怒伤肝，生气时就会引起肝气郁结，气滞则血瘀，血瘀又会带来痛经和肤色欠佳等问题。而生气时还易引起内分泌异常。因此想漂亮不衰老，就要好好管理自己的情绪，常保乐观的心态，从压力中放松，才可有好的身体。

NO**2**. 早晚别喝太多水

常听到有人说"女人是水做的"，就知道水对于女人有多重要，但水却不是喝得越多越好。早上是一天中血液浓度最高的时段，一下子喝太多水会令血容量过高，易产生低血钠症，即水中毒。而晚上喝水过多则会引起水肿问题，也容易因尿频而影响睡眠。因此，饮水要讲技巧，早上5点到7点为大肠经行走的时间，早上起来喝一杯约200毫升的温水已经足以刺激肠胃蠕动，有助排出宿便和毒素，对女士美容尤其有效，而小口喝水比大口喝水更有益。

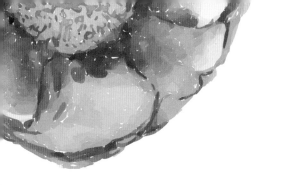
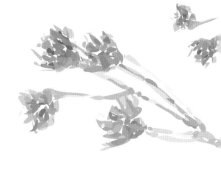

NO4. 小便别强忍

　　不少女性都会关注大便问题，却很少关注小便的量及次数。虽然尿液的浓度与量都会因体质而异，但切忌经常强忍小便，这样会使膀胱经常处于充盈状态，一旦过于挤压子宫就会导致子宫后倾。此外，憋尿会使尿液积存过多的毒素，过量的毒素会引起膀胱炎、尿道炎等病症。

NO5. 裤子要透气

　　现代女生都爱以紧身牛仔裤或瘦腿袜配搭衣着。不过在选择裤子时，千万不要选尼龙或胶质的不透气面料。长时间穿上透气度低的紧身裤，会令外阴潮湿，不但容易滋生细菌，更会引发宫颈炎、子宫内膜炎、盆腔炎等。

NO6. 不做夜猫子

　　睡眠能令身体机能得到修复与调整，及时、充足的睡眠有助于维持人体正常的新陈代谢，也有助于形成修补人体机能的物质。长期熬夜不睡觉的后果会是精神萎靡、黑眼圈严重、眼睛水肿，严重的还会出现脱发、神经衰弱、易怒、记忆力下降等。所以想要延缓衰老保青春，充足的睡眠是关键。

NO7. 经期别泡澡

　　女性经期时盆腔会充血，容易受到细菌感染，造成阴道炎，所以经期间切勿泡澡，以免受到水中的细菌感染，经期亦应格外注意下体的卫生。此外，经期气血下行，抵抗力下降，宜多补充水分及保持睡眠的充足。

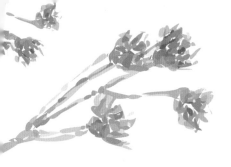

NO8. 经期多热敷

想保持美肌，切记别让子宫变冷宫。中医认为气血是充沛活力的来源，女性经期时气血两虚，假如缺乏保养，不但肌肤暗淡，甚至会有免疫失调的可能。要令经期条顺，暖宫就很重要了，除了避免寒性食物外，维持下腹的暖和也很重要。经期时可使用暖包或暖水袋敷在下腹，每次约15分钟，可改善骨盆腔处的血液循环，提升卵巢、子宫功能。如自觉腹部易冷，平日也可多暖下腹。

NO9. 每天喝绿茶

绿茶性凉，味甘苦，能有效提神、增加活力及注意力。除此之外，更有消食去腻、化痰利水、解毒解酒、轻身明目等功效。现代研究则指出绿茶中蕴含丰富的茶多酚，可抗氧化，多摄取茶多酚可帮助对抗自由基和黑色素的形成，有效美白和延缓衰老，对皮肤保养非常有益。此外，绿茶也是一种有效防辐射的食物，特别适合长时间端坐于电脑前的上班族女性。

NO10. 养成泡脚的习惯

膝盖以下到脚底满布着许多肝、脾、肾经的穴位，因此用温水泡脚，可活血通络、补益肝肾，当体内循环加强，新陈代谢加快，自然就可以排毒、养生美容。此外，经常失眠的人，睡前泡脚也同样有帮助，建议每晚睡前以热水泡脚20分钟，一周至少泡2～3次，切记水的温度要够热，但又不可烫伤皮肤，约45℃最为适合，水位以浸到小腿一半以上为原则。

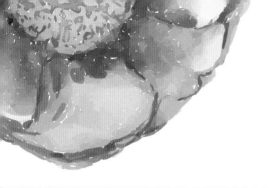
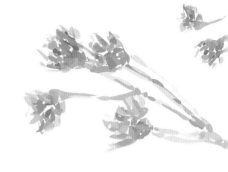

NO**11**. 每天适时吃早餐

人体经络的循行是有时序的，7点到胃经，而9点则到脾经，所以早餐时间正好就是胃经气血活动的高潮，也就是吃早餐的理想时间，可强胃气，让脾胃得到最适时的营养补充。脾胃是后天之本，脾胃要是不好，就谈不上养生了，所以早餐一定要吃，以健脾胃、利消化，更可以预防肥胖和糖尿病，面色也可逐渐改善。

NO**12**. 上班适时调节作息

现代人每天总有一半的时间花在办公室，这样的话该如何保养呢？上午11点到下午1点是心经循行的时段，也是阳气最盛的时候，应休息，让心肾交通。阳虚的人在这个时候好好地睡上一觉，极养阳气。同时，中医认为久坐不动易致气血不畅，缺少运动亦会使肌肉松弛，出现下肢水肿，倦怠乏力，久坐姿势亦直接影响盆腔生殖官卵巢的血液微循环，阻碍卵巢组织的营养供给。整天坐办公室的女性，每隔30分钟可起来适当活动一下筋骨。

NO**13**. 补充雌性激素

雌性激素分泌的多少直接影响衰老进程。大豆拥有非常接近人体的植物性雌激素，女性每天喝500毫升豆浆或吃100克以上的豆制品，对改善激素分泌有良好的作用。中医认为大豆味甘、性平，不温不燥，能健脾利湿、养血补虚，对于脾胃虚弱、消瘦少食、水肿和小便不利者皆有良好的疗效，更可改善皮肤粗糙的问题。其他植物性雌激素如蜂王浆也是不错的选择。

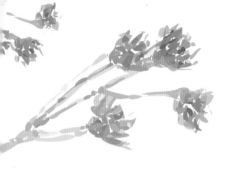
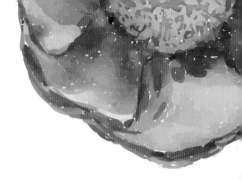

NO14. 多吃含叶酸的食物

卵巢保养得好，可以令面部皮肤显得细腻光滑、白里透红，更可保持弹性。先天因素固然不可逆，但我们可从后天保养脾胃入手，由饮食调控，提高免疫机能，缓解衰老。叶酸是水溶性维生素，被称为"造血维生素"，叶酸多存在于绿色蔬菜、柑橘类水果、坚果中，多吃可对抗卵巢衰老，亦可降低女性卵巢癌的发生率。

NO15. 用盐护肤美容

中医认为盐性味咸寒，有清热解毒、凉血润燥等功用。用食盐水洗脸可消炎、杀菌、祛除角质、美白保湿、安抚潮红肌肤，更可清除皮肤的油脂。用盐美容的方法非常简单，平时洗脸后，将一小勺盐放在掌心加水，以指头将盐和水调匀，然后蘸着盐水从额头由上而下地涂抹按摩。几分钟后，等脸上的盐水干透呈粉状时，再以水洗净，继续其他的护肤步骤。

NO16. 用橄榄油护肤

橄榄油中蕴含丰富的维生素 A、维生素 D、维生素 E，对皱纹、皮肤过敏和瘀伤皆有治疗的功效，是一种纯天然又便宜的护肤品。洗脸后，用 2 ~ 3 滴橄榄油反复轻轻按摩面部，不但能除去毛孔内肉眼看不到的污垢，更可增加皮肤的光泽和弹性，减少细纹和色斑。橄榄油亦可滋润唇部，改善嘴唇干裂起皮的现象，还能养护干性发质。